Karen Acuff / Hans Finck
Die Anti-Hefepilz-Diät

Karen Acuff / Hans Finck

Die Anti-Hefepilz-Diät

Vitalkost gegen Candida albicans

Ratgeber Ehrenwirth

Die Deutsche Bibliothek – CIP-Einheitsaufnahme

Acuff, Karen:
Die Anti-Hefepilz-Diät : Vitalkost gegen Candida albicans / Karen Acuff ; Hans Finck. – 2. Aufl. – München : Ehrenwirth, 1996
(Ratgeber Ehrenwirth)
ISBN 3-431-03355-5
NE: Finck, Hans:

ISBN 3-431-03355-5

Umschlag: Rainald Schwarz, München
Satz: ew print & medien service gmbh, Würzburg
Druck: Landesverlag, Linz
Printed in Austria

Inhalt

Geleitwort

Jahrelang von Medizinern unterschätzt, oft mißgedeutet, unzulänglich diagnostiziert und behandelt, erhalten die Hefepilzerkrankungen mittlerweile doch mehr und mehr die Beachtung, die ihrer massenhaften Verbreitung und den damit verbundenen Gefahren entspricht. Wenn heute Patientinnen und Patienten mit der sprichwörtlichen Klage »Ich fühle mich krank und weiß nicht warum« in die Praxis kommen, treffen sie zum Glück immer öfter auf Ärzte, die als Grund für solche diffus geäußerten Beschwerden eine Candida-Erkrankung in Betracht ziehen.
Eine zentrale Rolle beim Candida-Problem spielt die Ernährung. Das gilt sowohl für die Entstehung von Hefepilzinfektionen als auch für deren Behandlung und die Regenerationsphase. Deshalb begrüße ich es sehr, daß jetzt endlich ein Vitalkost-Kochbuch speziell für Menschen mit Hefepilzerkrankungen vorliegt. Die beiden Autoren sind wie wenige andere prädestiniert, ein derartiges Kochbuch zu verfassen: die Kochlehrerin und Kochbuchautorin Karen Acuff, bekannt für besonders leckere und gesundheitsfördernde Rezeptkreationen, und der Journalist Hans Finck, mein Mitautor bei mittlerweile fünf Büchern, darunter unsere Einführung in die Candida-Problematik »Ich fühle mich krank und weiß nicht warum« (erschienen im Ehrenwirth-Verlag, München).
Ein weiterer Grund zur Freude: Die in diesem Buch enthaltenen Rezepte sind nicht nur gesund, sondern auch sehr schmackhaft, wovon ich mich zum Teil selber überzeugen konnte.

Wiesbaden, im Juni 1994 — *Dr. med. Harold Markus*

Vorwort

Ich freue mich, daß die Idee zu diesem Buch nun Wirklichkeit geworden ist. Über die Jahre habe ich viele Menschen erlebt, die unter Pilzerkrankungen litten und sich mit Hilfe unserer Vitalkost erholten. Alle sachkundigen Therapeuten sind sich einig, daß die Ernährung bei diesem Problem eine entscheidende Rolle spielt. Dieses Buch zeigt, wie man diese Erkenntnisse in die Praxis umsetzt. Mein besonderer Dank gilt meinen Mitarbeiterinnen und Mitarbeitern Schanti Rymer, Ulli Weber und Andreas Wrobel, die bei der Ausarbeitung der Rezepte wertvolle Hilfe geleistet haben.

Karen Acuff

Die Candidaproblematik – ein Überblick

Dieses Kochbuch ist vor allem für Menschen bestimmt, die unter einer Infektion mit dem Hefepilz Candida albicans leiden. Bis vor wenigen Jahren war diese Krankheit hierzulande wenig bekannt. Deshalb zu Beginn dieses Kochbuchs ein kurzer Überblick über die damit verbundenen Symptome, die Krankheitsursachen, die Diagnose und die Therapie. Wenn Sie sich gründlicher informieren wollen, empfehlen wir Ihnen den Ehrenwirth-Ratgeber »Ich fühle mich krank und weiß nicht warum« von Dr. Harold Markus und Hans Finck.

Die Symptome einer Hefepilzinfektion sind zunächst ziemlich unauffällig und leicht mit »ganz normalen« geringfügigeren Beschwerden zu verwechseln. Deshalb mag zumindest im Anfangsstadium kaum einer – weder Betroffene noch deren Ärzte – recht glauben, daß es sich um eine echte Krankheit handelt. Blähungen, Durchfall, Verstopfung, belegte Zunge, Depressivität, Antriebsschwäche, Konzentrationsstörungen, Migräne, Gereiztheit, Gliederschmerzen mal hier, mal da, bei Frauen auch Scheidenausfluß – alle diese Beschwerden sind heute so verbreitet, daß man Gefahr läuft, als Hypochonder eingestuft zu werden, wenn man davon viel Aufhebens macht.

Tatsache aber ist, daß sich hinter allen diesen Symptomen eine äußerst hartnäckige und bedrohliche Krankheit verbergen kann: *Candidiasis*, die Infektion mit Hefepilzen der Gattung Candida, ist auf dem Vormarsch in der gesamten westlichen Welt. Noch vor wenigen Jahrzehnten fanden Frauenärzte den Pilz kaum einmal in der Vaginalflora ihrer Patientinnen, heute ist er so allgegenwärtig, daß viele Gynäkologen ihn als »normal« einstufen. Fragt man die Hautärzte nach der Geschlechtskrankheit Nummer eins, lautet die Antwort einhellig »Candida«. Nächste schlechte Nachricht: Bei jeder Frau, die den Pilz in der Vagina hat, nistet er auch im Darm, seinem Lieblingsschlupfwinkel, wie amerikanische Untersuchungen zeigten. Und immer mehr Kinder leiden schon im zarten Säuglingsalter an hartnäckigem Windelpilz, ebenfalls Candida.

Der kürzlich verstorbene Wiener Internist Felix Perger ließ eine Zeitlang bei allen seinen Patienten die Darmflora auf erhöhte Candidakeimzahlen untersuchen, egal mit welchen Beschwerden sie zu ihm kamen. Bei der Mehrzahl wurde er fündig. In den USA gelten mindestens 20 Prozent der

Frauen als betroffen, für Europa und Deutschland liegen die Schätzungen ähnlich hoch.
Experten nennen vor allem drei Gründe für die plötzliche seuchenartige Ausbreitung von Candida. Da ist erstens die kritiklose Anwendung moderner Medikamente: Antibiotika zerstören neben Krankheitserregern auch die »freundlichen« symbiontischen Bakterien des Darms, die normalerweise Pilze fernhalten. Ähnlich die in der Krebsbehandlung eingesetzten Zytostatika und Röntgenstrahlen: Sie vernichten nicht nur Krebszellen, sondern auch die nützlichen Darmbewohner. Durch Verwendung von Kortison und Antibabypille (aber auch während der Schwangerschaft) verändert sich die Hormonlage und das Immunsystem wird geschwächt, so daß der Pilz eher Fuß fassen kann. Auch viele andere Mittel, zum Beispiel diverse rezeptfrei erhältliche Schmerzmittel, hemmen die Immunabwehr und verbessern so die Chancen des Pilzes.
Der zweite Grund ist die verbreitete Überfütterung mit Zucker: morgens Marmeladebrötchen, um zehn als Snack Fruchtjoghurt und Schokoriegel, mittags Mikrowellenpizza oder Spaghetti, zum Nachtisch Tiramisu, um drei Kaffee und Kuchen, im Stau noch schnell eine halbe Tafel Schokolade, abends Knabberzeug plus Orangensaft oder Alkohol. Alle diese intensiv beworbenen und folglich nicht ganz zufällig vom Konsumenten hochgeschätzten Kohlehydratbomben lassen auch Candida bombig gedeihen. Schon bei Kindern finden Ärzte immer öfter Candida im Darm. Kein Wunder, wenn man bedenkt, welche Mengen an Süßigkeiten und überzuckerten Speisen und Getränken sehr viele Kinder und Jugendliche heutzutage vertilgen. In diesem Zusammenhang ist natürlich auch zu fragen, warum so viele Menschen heute nach süßen Seelentröstern gieren. Nach unserer Meinung stecken dahinter oft seelische Probleme: Mangel an Zuwendung und Liebe, Überarbeitung, Streß, Kontaktschwierigkeiten, Partnerschaftskrisen, kurz: Mangel an Lebensfreude und fröhlich erlebter Zwischenmenschlichkeit.
Sehr besorgniserregend ist auch der dritte Grund: Anscheinend ist unsere Immunabwehr durch die ungezählten Umweltgifte von Pestiziden über Holzschutzmittel und Amalgam bis hin zu Konservierungsstoffen und radioaktiver Strahlung so überlastet, daß sie heute mit Infektionen nicht mehr fertig wird, die das Immunsystem der meisten Menschen noch vor wenigen Jahrzehnten im Keim erstickt hätte. Menschen, deren Immunsystem aufgrund einer HIV-Ansteckung geschwächt ist, sind fast immer mit Candida infiziert.

Wo kann man sich anstecken? Der Pilz ist an vielen Orten in unserer Umwelt ständig vorhanden: Er saß vermutlich schon immer auf Obst, Gemüse, Brot und war zumindest in geringen Keimzahlen auf der Haut, im Mund, im Darm und an den Genitalien vieler Menschen verteten. Die in der Beliebtheitsskala der Sexualpraktiken sprunghaft gestiegenen oral-genitalen Kontakte verlagerten in vielen Fällen die Pilzinfektion von »oben« nach »unten« oder umgekehrt. Doch erst Immunschwächung und übermäßige Kohlehydratzufuhr schufen die Voraussetzungen, die der »opportunistische« Erreger Candida für seine derzeit zu beobachtende Ausbreitung braucht. Opportunistisch, das bedeutet, daß sich der Pilz explosionsartig vermehrt, wenn man ihm eine günstige Gelegenheit gibt. Und dann, wenn er sich erst in großen Keimzahlen im Körper befindet, verursacht er auch Beschwerden und ist durch das Immunsystem um so schwerer zu bekämpfen.

Candida albicans kann in den verschiedensten Körperregionen überleben und im ungünstigen Falle immer neue »ökologische Nischen« erobern. Zunächst besiedelt sie meist das feuchtwarme Milieu von Darm, Vagina und Mundhöhle. Ebenso aber kann sie als Fußpilz auftreten, die Ekzeme von Neurodermitikern überwuchern und gewaltig verschlimmern, durch die Darmwand zu den Blutgefäßen vordringen oder von den Genitalien nach innen wandern und Blasen- oder Eileiterentzündungen verursachen. Im Extremfall, zum Beispiel bei schweren Immunschwächekrankheiten wie Aids oder Krebs, aber auch, wenn die Pilzinfektion über Jahre hin nicht bemerkt oder falsch behandelt wird, können innere Organe befallen werden. Dann geht es für die Betroffenen um Leben oder Tod, es helfen nur noch die stärksten Geschütze der Medizin, und auch die nicht immer.

Woran können Sie selbst erkennen, ob Sie mit Candida infiziert sind? Überlegen Sie, welche der folgenden Symptome möglicherweise auf Sie zutreffen: belegte Zunge, Scheidenausfluß, Darmbeschwerden (starke Blähungen, abwechselnd Durchfall und Verstopfung, übelriechender Stuhl), Juckreiz an After und/oder Schamlippen, häufiger Harndrang, wiederkehrende Blasenentzündungen, Hautausschläge, Allergien, Nahrungsmittelunverträglichkeiten, Empfindlichkeit gegen Kosmetika und Haushaltschemikalien, Infektanfälligkeit, Gereiztheit, Depressivität, unerklärliche starke Müdigkeit oder das Gefühl, daß Ihnen schon nach einem Stück Kuchen beziehungsweise einem Glas Bier, Wein oder Sekt ganz flau wird. Wenn Sie mehr als fünf dieser Beschwerden bei sich in letzter Zeit beob-

achtet haben, spricht nach Aussagen von Experten einiges dafür, daß bei Ihnen eine Candida-Infektion vorhanden ist.
Wie kommt es, daß ein einziger Erreger derart vielfältige Symptome verursachen kann? Erstens wirkt der Pilz bei vielen Menschen allergieauslösend. Allein in seiner Umhüllung haben Wissenschaftler mittlerweile über siebzig verschiedene mögliche Allergene identifiziert. Zweitens sendet er Giftstoffe (unter anderem Schwermetalle) aus, die das Immunsystem schwächen. Drittens macht er im Darm unablässig aus Zucker Alkohol, der die Leber belastet und ins Blut geht – daher das Gefühl des »Drinklessdrunk«-Seins, das so viele Candida-Betroffene kennen: betrunken, ohne etwas getrunken zu haben, oder eben nach dem ersten Bier. Und viertens verursacht er eine permanente Entzündung der Darmschleimhaut, so daß die Nährstoffaufnahme gestört wird und Allergene leichter in den Körper eindringen können.
Wie erkennt der Arzt eine Candidiasis? Die Antwort lautet: Mitunter zunächst gar nicht. Denn es sind noch immer nicht alle Ärzte darüber informiert, daß ein Pilz für die soeben beschriebene Symptomvielfalt verantwortlich sein kann. Also tippen viele Mediziner auf andere, ihrem Wissen nach näherliegende Ursachen und therapieren entsprechend: Harnwegsinfektionen werden auf Verdacht mit antibakteriellen Medikamenten behandelt, die dem Pilz nichts anhaben können, sondern ihm, wie bereits beschrieben, eher Vorschub leisten. Mattigkeit, Depressivität, Reizbarkeit deutet man als »psychisch« und bekämpft sie mit Valium und wenig hilfreichen Kommentaren wie »Sie sind übernervös« oder »Sie bilden sich das alles nur ein«. Allergien werden mit Kortison übertüncht oder mit wenig Erfolg getestet und desensibilisiert, während das dahintersteckende Grundübel, die Candida, bleibt.
Unter Pilzexperten macht der Spruch die Runde: »Wer nicht an Pilze denkt, findet sie nicht«. Faßt der Arzt aber die Candidiasis als Möglichkeit ins Auge, ist die Diagnose nicht schwer. Er wird zunächst nach den obigen Symptomen fragen, Mund und Scheide auf sicht- oder riechbare Pilz-Infektionen inspizieren und wahrscheinlich Laboruntersuchungen anordnen, um einen eventuellen Verdacht auf Candida zu erhärten. Der direkte Nachweis der Pilze erfolgt durch Stuhluntersuchungen, Abstriche aus Mund, Vagina und nötigenfalls von anderen betroffenen Hautbereichen. Den besten Aufschluß über das Ausmaß der Erkrankung geben Stuhluntersuchungen (die aufgrund verschiedener Irrtumsmöglichkeiten bei einem darauf spezialisierten Labor durchgeführt werden sollten) und die

Bestimmung der Antikörper gegen Candida im Blut. Liegt der »Antikörpertiter« höher als 1:160, muß nach Erfahrung des Eckernförder Mikrobiologen Reinhard Hauss eine ernste Candida-Infektion vermutet werden. Die medizinische Behandlung von Candida-Infektionen sollten Sie mit Ihrem Arzt absprechen. Eines ist jedoch gewiß: Eine medikamentöse Behandlung allein reicht kaum einmal aus, um wieder wirklich gesund zu werden. Mindestens ebenso wichtig für die Heilung und auf Dauer zur Gesunderhaltung unentbehrlich – darüber sind sich alle Fachleute einig – ist die Umstellung der Ernährung auf gesunde, energiereiche Vitalkost. Nur mit großer Vorsicht zu genießen sind für Candida-Kranke Süßigkeiten, süßes Obst, Fruchtsäfte, Alkohol und Weißmehl, aber auch Hefehaltiges und Produkte, die durch Pilzgärung entstehen (etwa Schimmelpilzkäse und Essig). Begründung: Bei vielen Menschen verwechselt das durch Candida sensibilisierte Immunsystem an sich harmlose Pilze in der Nahrung mit Candida und reagiert darauf allergisch. Statt dessen zu empfehlen ist eine möglichst naturbelassene Kost aus frisch zubereiteten Zutaten wie Gemüse, Vollkorn, Hülsenfrüchte und Fisch – so, wie wir sie in diesem Buch vorstellen und wie sie eigentlich nicht nur Candida-Patienten, sondern allen Menschen gut bekommt. Wer nicht nur medizinisch richtig behandelt wird, sondern auch längerfristig auf eine derartige gesunde Vitalkost umsteigt, kann damit rechnen, die Krankheit (und oft auch manch andere Beschwerden) zu überwinden. Außerdem wird es ihm sein Organismus mit erhöhter geistiger und körperlicher Leistungsfähigkeit danken.

Die richtige Ernährung für Ihre Gesundheit

Eine der negativen Auswirkungen der Industriegesellschaft ist die Tatsache, daß es heutzutage schwierig geworden ist, giftfreie und nährstoffreiche Nahrung zu finden. Die Böden, auf denen unser Getreide und Gemüse wächst, sind zum größten Teil überdüngt, nährstoffarm und in ihrer Mikrofauna gestört. In dem Wasser, das wir trinken, finden sich Rückstände von Medikamenten, Pestiziden und Düngemitteln. Tierische Produkte sind belastet von Medikamentenrückständen und durch Schweinepest, Rinderseuchen und Salmonellen in Verruf geraten. Das Gemüse wächst vielfach im Treibhaus auf künstlichen Nährlösungen.
Aber damit nicht genug: Von den natürlichen Ausgangsstoffen bleibt kaum noch etwas übrig in den Nahrungsmitteln, die heute mit mächtigem Werbeaufwand in die Regale der Supermärkte und die Gehirne der Verbraucher gedrängt werden. Da wird gemixt, erhitzt, getrocknet, konzentriert, konserviert, emulgiert, stabilisiert, aromatisiert, gefärbt, bis der ursprüngliche Nährstoffgehalt so gesunken ist, daß man das Produkt mit künstlichen Vitaminen wieder aufwerten muß.
Bis vor kurzem haben viele Menschen diese entwertete Nahrung gekauft, ohne zu protestieren. Mittlerweile aber mehren sich die Zeichen, daß sich etwas verändert: Der Fleischkonsum ist bei uns nach diversen Skandalen stark zurückgegangen; wissenschaftliche Studien zeigen, daß eine vorwiegend pflanzliche Nahrung aus frischen Zutaten die beste Gesundheitsvorsorge bietet; mehr und mehr Verbraucher greifen zu Nahrungsmitteln aus biologischem Anbau; Spitzenköche besinnen sich auf die raffinierten Reize der unverfälschten Gaben der Natur.
Viele der Zivilisationskrankheiten, unter denen heute so viele Menschen leiden, hängen direkt oder indirekt mit ungesunder Ernährung zusammen: Übergewicht, Allergien, Arteriosklerose, Bluthochdruck, Erkrankungen der Herzkranzgefäße, Gicht, Diabetes, Karies, Osteoporose und eben Hefepilzerkrankungen. Viele dieser Krankheiten hätten verhindert werden können, wenn sich die Betroffenen anders ernährt hätten; viele könnten gelindert werden, wenn nicht gar völlig verschwinden, wenn die Kranken ab sofort ihre Ernährung auf eine naturbelassene und energiereiche Kost mit vielen frischen Zutaten umstellen würden.
Gerade für Candida-Kranke ist so eine Kost wichtig, weil es ihnen meist

sehr an Lebensenergie mangelt. Oft sind sie matt, abgeschlagen, depressiv, schnell erschöpft, leicht zu entmutigen, überreizt und launisch. Ebenso wichtig aber ist die in diesem Buch vorgestellte Vitalkost (die sich an den bewährten Grundsätzen der Makrobiotik orientiert) für die Regenerationsphase, in der man sich von der Krankheit erholt hat.
Aber auch Gesunde können davon nur profitieren. Denn es handelt sich dabei nicht um eine Spezialdiät für Kranke, die sofort wieder abgesetzt und durch Schnellimbißfutter ersetzt werden kann, nachdem man halbwegs genesen ist, sondern um eine abwechslungsreiche Vollkost für alle Menschen und alle Altersgruppen ab dem Babyalter. Kranken geht es damit besser, weil sie sich hochwertige und frische Nahrungsmittel in ausgewogener Zusammensetzung zuführen und dadurch neue geistige und körperliche Energie gewinnen. Übergewichtige können abnehmen, ohne Hunger zu leiden. Und Gesunde werden sich gesteigerter Leistungskraft erfreuen und ihre gute Verfassung auf lange Zeit erhalten.

Wie dieses Buch Ihnen helfen kann

Dieses Buch soll eine Hilfe und ein Wegweiser sein vor allem für Menschen, die unter gesundheitlichen Beeinträchtigungen durch Hefepilze leiden. Wenn Sie nach den darin enthaltenen Rezepten kochen, verbessern Sie Ihre Chancen, die Krankheit zu überwinden und danach auf Dauer gesund zu bleiben. Eine Garantie, daß Sie damit den Weg zur Gesundheit finden, können wir allerdings nicht geben, dazu sind wir Menschen und unsere Krankheiten zu vielschichtig.
Niemand wird automatisch gesund. Erwarten sie bitte nicht zuviel von diesem Kochbuch, sondern probieren Sie aus, ob es Ihnen helfen kann, ob es Ihnen damit bessergeht, ob Ihre gesundheitlichen Probleme sich auf diese Weise beseitigen oder zumindest abmildern lassen. Wenn es Ihnen trotz der hier empfohlenen Ernährung nicht bessergeht, kann es andere Gründe für Ihren schlechten Zustand geben, die Sie wahrscheinlich mit fachkundiger therapeutischer Hilfe herausfinden können.

Die Grundsätze der Vitalkost

Auf den folgenden Seiten finden Sie einige Empfehlungen, die Sie im Rahmen einer gesunden Ernährungs- und Lebensweise beherzigen sollten. Nehmen Sie diese Empfehlungen bitte ernst, aber auch wieder nicht so ernst, daß Sie ein schlechtes Gewissen bekommen, wenn Sie sich nur zum Teil und nicht immer daran halten. Jeder Mensch muß selbst einen Weg finden, die verschiedenen Bereiche seines Lebens (Arbeit, Freizeit, Beziehungen, Ernährung usw.) in Einklang zu bringen; ein Patentrezept dafür haben wir nicht.

Essen Sie nach Möglichkeit nur frisch zubereitete Speisen

Wenn Sie Speisereste bis zur nächsten Mahlzeit stehenlassen, läßt ihr gesundheitlicher Wert nach: Die darin enthaltenen Vitamine und Mineralien werden zum Teil zerstört, Bakterien und Pilze (darunter auch Candida-Hefepilze!) können sich vermehren. Versuchen Sie deshalb, zu jeder Mahlzeit möglichst viele Speisen frisch zuzubereiten. Das gilt besonders für Speisen mit Gemüse und Obst (auch für Fisch-, Tofu-, Seitan- und Tempeh-Gerichte). Getreide, Hülsenfrüchte und Algen kann man schon eher aufbewahren. Sorgen Sie in solchen Fällen dafür, daß das Aufbewahrte gut abgedeckt im Kühlschrank steht.

Nehmen Sie sich genug Zeit und Ruhe zum Essen

»Du bist, was du ißt« – heißt ein bekanntes Schlagwort. Es trifft ohne Zweifel zu, denn nur bei qualitativ guter Nahrung bleiben Körper und Geist gesund. Ebenso aber gilt: »Du bist, wie du ißt«. Wer sein Essen hastig herunterschlingt, wird vermutlich auch im übrigen Alltag hektisch sein und ständig unter Streß leiden. Wenn das Essen in großen, kaum zerkleinerten Stücken im Magen ankommt, weil man meint, die Zeit zum Kauen nicht erübrigen zu können, kann man nicht erwarten, daß der Körper daraus alle nötigen Nährstoffe entnehmen kann. Und wenn man das Essen hinunterschaufelt, als sei es nur ein Magenfüller, wird man die geschmack-

lichen Feinheiten weniger wahrnehmen und vielleicht auch sonst weniger Gespür für die Feinheiten des Lebens haben.
Deshalb unsere große Bitte: Schaffen Sie sich angenehme Bedingungen zum Essen. Bringen Sie genügend Zeit mit, kauen Sie in gelassenem Rhythmus alles gründlich durch, lesen Sie nicht gleichzeitig Zeitung, vermeiden Sie Streitgespräche am Tisch. Sie werden es selbst spüren: Auf diese Weise bekommt Ihnen das Essen gut, Sie fühlen sich danach wohl, und die Mahlzeit wird zu einer echten Ruhepause im anstrengenden Alltag.

Liebevoll zubereitet und ästhetisch serviert schmeckt's besser

Der Genuß eines Menüs fängt bei der Zubereitung und beim Servieren an. Wenn Sie schon beim Schneiden des Gemüses eine positive Einstellung zu den leckeren Dingen entwickeln, die Sie da vorbereiten, werden sie Ihnen nachher um so besser munden.
Denken Sie auch daran, daß das Auge mitißt. Achten Sie bei der Auswahl der Zutaten schon ein bißchen auf die ästhetische Wirkung beim Servieren. Wenn Sie zum Beispiel Blumenkohl, Reis und Fisch zusammen essen wollen, dürfen Sie sich nicht wundern, wenn das Ganze auf dem Teller etwas blaß und farblos wirkt. Natürlich gibt es in so einem Fall Abhilfe in letzter Sekunde: Ein bißchen Petersilie über den Reis gestreut, ein paar Radieschen und saure Gurken danebengelegt, und schon sieht alles hübscher und appetitlicher aus. Oder aber man plant von vornherein eine farblich abgestimmte Kombination ein, zum Beispiel grünen Salat mit gelbem Maisgrieß (Polenta), roten Bohnen und weißem Tofu. Oder braune Linsen mit gelber Hirse, Sauce aus roter Bete, grünen Broccoli und schwarzen Algen.
Auch die Art, wie man das Gemüse schneidet, kann zum Genuß der Mahlzeit beitragen. Schneiden Sie es mit der Hand. Auf diese Weise bekommen Sie eine intensivere Beziehung zu Ihrer Nahrung. Benutzen Sie die Küchenmaschine nur in Ausnahmefällen, sonst sind Sie den Anblick der immer gleich gehäckselten Speisen bald leid. Lassen Sie sich beim Schneiden etwas einfallen. Mohrrüben zum Beispiel kann man mal im Ganzen kochen, mal in Scheiben schneiden, mal als Würfel, mal schräg (so daß Ovale entstehen), mal in dünnen Stiften.

Stellen Sie sich die Speisen nach Ihren individuellen Bedürfnissen zusammen

Es kann nicht jeder Mensch auf dieselbe Weise glücklich werden. Diese Binsenweisheit gilt auch für das Essen. Jeder muß für sich selbst herausfinden, was ihm am besten bekommt, welche Speisen ihn mehr stärken und welche weniger. Betrachten Sie die Ernährungsratschläge in diesem Buch als einen großen Rahmen, innerhalb dessen Sie sich ziemlich frei bewegen können. Der eine mag oder braucht mehr Eiweiß, also Fisch, Hülsenfrüchte, Tofu usw., den nächsten verlangt es nach leichteren Speisen, etwa zarten Gemüsen oder Salaten, mancher vertilgt tellerweise delikate Algengerichte, ein anderer verträgt nur wenig davon. Finden Sie heraus, was für Sie gut ist!

Für manche Menschen weniger gut verträglich: Hülsenfrüchte und Vergorenes

Bestimmte Produkte, die in diesem Buch in vielen Rezepten vorkommen, werden von manchen Menschen mit Hefepilzerkrankungen weniger gut vertragen. Mitunter gilt dies für fermentierte Produkte wie die beiden Sojasaucen-Arten Tamari und Shoyu, für das Sojabohnenwürzmittel Miso und für die sauer eingelegten Umeboshi-Pflaumen. Oft werden diese Produkte besser vertragen, wenn man die damit gewürzten Speisen nach dem Würzen noch einmal aufkocht. Wenn Sie unpasteurisierten Miso nicht gut vertragen, können Sie es alternativ mit pateurisiertem probieren. Falls Sie – was sehr unwahrscheinlich ist – weder Sojasauce noch Miso vertragen, können Sie mit Salz und (möglichst frischen) Kräutern würzen.
Auch Hülsenfrüchte werden von vielen Kranken und Gesunden schlecht vertragen. Wer zuviel davon ißt, muß mit starken Blähungen rechnen. Diese unerwünschte Folge läßt sich stark abmildern, wenn man beim Kochen bestimmte Vorkehrungen ergreift (→ Seite 20).

Wichtig bei Allergien: das Rotationsprinzip

Möglicherweise leiden Sie – wie viele Candida-Infizierte – unter Nahrungsmittelallergien oder -unverträglichkeiten. Das erkennen Sie daran, daß nach dem Verzehr bestimmter Nahrungsmittel unterschiedliche Beschwerden auftreten, zum Beispiel Magen-Darm-Probleme wie Blähungen, Verstopfung, Durchfall, aber auch Kopfschmerzen, Gliederschmerzen, Migräne, Mißgestimmtheit, Reizbarkeit, Depressivität, eventuell auch klassische Allergiesymptome wie Hautrötungen, Juckreiz oder Ausschlag. Was können Sie in einem solchen Fall tun? Erstens sollten Sie mit einem Arzt darüber sprechen, ob eine ärztliche Behandlung sinnvoll oder notwendig ist.

Zweitens sollten Sie sich selbst und die Reaktionen Ihres Körpers genau beobachten und auf die Speisen verzichten, von denen Sie wissen, daß sie Beschwerden verursachen. Dieses Rezeptbuch kann natürlich nur allgemeine Anregungen geben, entbindet Sie aber nicht von der Verantwortung, selbst auf die Signale Ihres Körpers zu achten.

Und drittens sollten Sie bei der Essenszubereitung grundsätzlich nach den Prinzipien der »Rotationsdiät« vorgehen, das heißt nicht jeden Tag ähnliche Zutaten verwenden, sondern immer einige Tage aussetzen, bis Sie wieder die gleiche Speise essen: heute Buchweizen, morgen Hirse, übermorgen Reis, dann wieder Maisgrieß (Polenta); heute Spinat und Mohrrüben, morgen Blumenkohl, übermorgen grüne Bohnen; heute Fisch, morgen Tofu, übermorgen Seitan, am vierten Tag Linsen. Und so weiter.

Auf diese Weise werden sich die Beschwerden durch Nahrungsmittelunverträglichkeiten und -allergien in Grenzen halten, und Sie laufen wenig Gefahr, daß sich neue Unverträglichkeiten durch Überlastung des Körpers mit ein und demselben Lebensmittel bilden.

Sie haben wenig Zeit? – So geht das Kochen schneller!

Die Rezepte in diesem Buch sind überwiegend einfach und relativ rasch zuzubereiten. Zugegeben: Noch viel schneller geht es, wenn Sie mal eben zur Würstchenbude gehen, sich ein paar Käse- oder Wurstbrote schmieren, ein Steak braten, zwei Fruchtjoghurts essen oder eine Fertigpizza in die Mikrowelle schieben – so wie Sie es vielleicht öfters im Leben schon getan haben.

Wenn Sie meinen, für die Zubereitung der hier vorgeschlagenen Gerichte zuwenig Zeit zu haben, sollten Sie sich selbst die Frage stellen: Was will ich eigentlich? Will ich mich weiter in einem mit Terminen und Streß vollgepfropften Alltag aufreiben, ohne große Hoffnung, daß sich mein Gesundheitszustand dabei jemals bessert, oder will ich wirklich etwas unternehmen, damit ich gesund werde oder damit es mir wieder bessergeht? Wenn Sie die zweite Antwort wählen, werden Sie auch die Zeit finden, die hier beschriebenen Speisen zuzubereiten. Oder die Energie, jemanden zu finden, der dies für Sie erledigt.

Wir sind sicher, Sie haben es verdient, daß Sie sich selbst etwas Gutes tun. Vielleicht zweifeln Sie noch daran und zögern. Die Entscheidung liegt bei Ihnen.

Davon einmal abgesehen, werden Sie bald feststellen, daß Sie sich mit etwas Erfahrung die Zubereitung vieler Gerichte sehr vereinfachen können. Hier ein paar Tips:

- Angenommen, Sie wollen am nächsten Tag mittags Bohnen oder Erbsen essen. Dann weichen Sie die getrockneten Hülsenfrüchte schon am Vorabend in viel Wasser ein, gießen das Wasser morgens ab (Vorbeugungsmaßnahme gegen Blähungen), geben frisches Wasser dazu, kochen das Wasser auf, stellen die elektrische Platte dann klein, nehmen den Topf von der Platte, legen ein paar Münzen auf die Platte, um die Hitze abzuschwächen, stellen den Topf wieder darauf und gehen vormittags zur Arbeit oder Ihren Erledigungen nach. Wenn Sie nach Hause kommen, sind die Bohnen gar.
- Überlegen Sie beim Kauf, wieviel Zeit Sie zur Zubereitung haben, und kaufen Sie Gemüsesorten, die leicht zu reinigen und zuzubereiten sind, zum Beispiel vorgewaschene Möhren, Broccoli oder Zucchini.
- Reste von Bohnen-, Algen- und Fischgerichten lassen sich in der Tiefkühltruhe einfrieren und bei Bedarf auftauen. Sie sollten sofort nach dem Abkühlen eingefroren werden, damit sich gar nicht erst Bakterien darin vermehren können.
- Manche Desserts halten sich im Kühlschrank ein oder zwei Tage, zum Beispiel Blaubeersuppe oder Apfelkompott.
- Weichgekochtes Gemüse kann man im Mixer pürieren, mit Kräutern würzen und bei der nächsten Mahlzeit als Brotaufstrich verwenden (bis dahin im Kühlschrank aufbewahren).
- Bißfest gekochtes Gemüse kann man mit etwas Essig oder Umeboshi-Paste zu Pickles verarbeiten und zu den nächsten Mahlzeiten essen.

Einige Zutaten kennen Sie vielleicht noch nicht

Einige der in diesem Buch empfohlenen Zutaten kennen Sie möglicherweise noch nicht, zum Beispiel Miso, Tamari, Umeboshi-Paste oder Basilikum-Paste. Es handelt sich dabei vorwiegend um aus der asiatischen Küche übernommene Speisen und Würzmittel. Zum Schluß des Buches finden Sie eine Liste, in der alle weniger bekannten Zutaten erläutert werden. Die meisten davon gibt es in jedem Naturkostladen, andere können dort bestellt werden, und einige wenige müssen Sie vielleicht bei einem Versandhandel bestellen (Adressen → Seite 120).

Besondere Kochutensilien sind nicht unbedingt erforderlich, aber nützlich

Fast alle Rezepte, die wir in diesem Buch vorstellen, lassen sich mit den in einer normal bestückten Küche vorhandenen Utensilien ohne weiteres zubereiten. Allerdings möchten wir Ihnen raten, bevorzugt Koch- und Aufbewahrungsgefäße aus unschädlichen und neutralen Materialien wie Edelstahl, Gußeisen, Emaille, Glas und Keramik zu verwenden. Aluminiumtöpfe und -pfannen sollten Sie nicht verwenden, weil dieses Metall giftig ist. Auch kunststoffbeschichtete Pfannen sind wenig empfehlenswert, weil sich Kunststoffbestandteile davon ablösen und in die Nahrung geraten können. Als nützlich haben sich folgende Küchenutensilien erwiesen:

- eine Naturborstenbürste zum Reinigen von Gemüse
- ein feinmaschiges großes Sieb zum Waschen von Getreide, Hülsenfrüchten und Samen
- ein dickes Holzbrett zum Schneiden
- ein scharfes und schweres Messer
- ein Wetzstein oder -stahl zum Schärfen des Messers
- ein mit Rillen versehener Tonmörser zum Pürieren oder Zermahlen von Samen (Suribachi)
- eine standfeste Reibe aus rostfreiem Stahl
- ein oder zwei gußeiserne Pfannen mit passendem Deckel
- ein ausreichend großer Topf zum Nudelnkochen
- eine Wärmestreuplatte oder ein Drahtnetz, das unter den Topf gelegt wird, um das Anbrennen von Speisen zu verhindern

- ein Ölsieb oder ein Schaumlöffel zum Herausnehmen von Fritiertem
- einen Durchschlag aus Bambus oder Metall
- verschiedene Back- und Brotformen, Backbleche und ein Pinsel
- verschiedene Rührlöffel aus Holz und mehrere Paar asiatische Eßstäbchen aus Holz.

Was gibt's zum Frühstück?

Was man in Mitteleuropa normalerweise zum Frühstück ißt (Brot und Semmeln), ist für Candida-Patienten, aber auch für Gesunde nicht besonders zuträglich. Candida-Betroffene reagieren oft empfindlich auf die darin enthaltene Hefe. Viele haben außerdem – oft ohne es zu wissen – eine Weizen-Allergie, die durch den ständigen Verzehr von Weizenbrot unterhalten wird. Außerdem fördert Brot die Schleimbildung im Körper, und das darin enthaltene Getreide ist durch Mahlen und Backen relativ weit von seinem Urzustand entfernt.
Andererseits hat Brot natürlich auch manche Vorteile: Es kann sehr delikat sein, ein belegtes Brot ist schnell zubereitet. Deshalb finden sich auch in diesem Buch ein paar Rezepte, nach denen Sie selbst köstliches Brot ohne Hefe backen können.
Trotzdem meinen wir: Was zuviel ist, ist zuviel. Gerade Candida-Patienten sollten nur relativ wenig Brot zu sich nehmen. Aber was gibt's dann zum Frühstück? Die Antwort fällt nicht schwer: Alles, was man sonst zum Mittag- und Abendessen auch gerne essen würde: Suppen, Gemüse, Getreide, Eiweißgerichte und so weiter. In Asien essen die meisten Menschen Gemüsesuppe und eine Schale Reis zum Frühstück, und es bekommt ihnen gut. Probieren auch Sie es mal mit einer leichten Miso-Suppe und einem guten Frühstücksbrei (Rezepte → Seite 29 und 42).

Gesunde Getränke

Als Getränke empfehlen wir Ihnen Quellwasser, die milden japanischen Teesorten Kukicha und Bancha, Getreidekaffee aus dem Naturkostladen sowie gelegentlich milde Kräutertees.

Süßes muß nicht ungesund sein

Hefepilze lieben Süßes, wie jeder weiß, der einmal Hefekuchen gebacken und Zucker zu der gärenden Hefe in der Mitte des Teigs gegeben hat, damit die Hefe rasch wachsen und sich vermehren kann. Auch viele Menschen lieben Süßes und Leute mit Candida-Infektionen ganz besonders, da nicht nur ihr eigener Organismus, sondern auch die Pilze im Darm leicht verwertbare Kohlehydrate verlangen.

Deshalb ist es bei Hefepilzerkrankungen immer ratsam, auf Süßigkeiten, gesüßte Speisen, süßes Gebäck und süße Getränke zu verzichten, um den Pilzen die Nahrung zu entziehen. Dieser »Entzug« bereitet aber nicht nur den Pilzen, sondern auch den Menschen große Probleme. Erfahrungsgemäß bringt es kaum jemand fertig, wirklich über Monate ganz ohne süße Speisen auszukommen. Offensichtlich gibt es im menschlichen Organismus – aus welchen Gründen auch immer – ein starkes Bedürfnis nach – zumindest gelegentlichen – süßen Genüssen. Deshalb finden wir es wirklichkeitsfremd, in diesem Buch einen totalen Verzicht auf Süßes zu predigen, wie er mitunter gefordert wird.

Denn erstens kommt es auf die Menge an. Und zweitens ist Süßes nicht gleich Süßes. Ein knackiger Apfel oder eine saftige Birne sind – obwohl süß – etwas völlig anderes als ein Schokoriegel vom Kiosk. Frische Früchte (und andere weitgehend naturbelassene süße Speisen) enthalten weit mehr lebenswichtige Mineralstoffe und Vitamine als Fabriksüßigkeiten; bieten eine zartere, harmonischere und delikatere Form der Süße; und bewahren vermutlich in sich ein Stück von jener geheimnisvollen natürlichen Lebensenergie, die sie hat wachsen lassen und die auch uns Menschen am Leben erhält.

Allem Anschein nach weiß das der menschliche Organismus zu würdigen: Erfahrungsgemäß verstärken sich bei Candida-Patienten die Beschwerden nicht unbedingt, wenn sie ab und zu in Maßen natürlich süße Speisen verzehren – vorausgesetzt, sie essen ansonsten nach den Grundsätzen einer gesunden Vitalkost, wie sie in diesem Buch vorgestellt wird. Die Sehnsucht nach Süßem aber, die so viele Menschen mitunter überkommt, ist durch solche gelegentlichen natürlichen Naschereien zunächst einmal gestillt, sie blicken wieder zufriedener in die Welt.

Unser Vorschlag: Seien Sie zumindest zwei bis drei Wochen sehr diszipliniert und verzichten Sie zu Beginn einer Candida-Behandlung konsequent auf Süßes, auch auf die in diesem Buch vorgestellten Leckereien. Als Nach-

tisch können Sie dennoch gelegentlich ungesüßtes Apfelmus oder ungesüßte Blaubeersuppe essen. Sie werden merken, daß Ihnen der Verzicht im Rahmen der hier beschriebenen ausgeglichenen Vitalkost viel leichter fällt, als wenn Sie die gängige Schnellimbiß- und Supermarktkost verzehren. Vielleicht kommen Sie auf diese Weise gut zurecht und verspüren auch weiterhin kein Verlangen nach Süßem. Wenn dem so ist, um so besser. Falls Sie aber den Verzicht auf Süßes als ständige quälende Kasteiung empfinden, dann probieren Sie es gelegentlich mit einem der hier vorgestellten gesunden Desserts oder Gebäcke, und essen Sie maßvoll davon. Schließlich trägt auch Ihre seelische Zufriedenheit zur Genesung bei. Achten Sie aber darauf, ob und wie Ihnen die Süßspeisen bekommen, möglicherweise vertragen Sie manche besser als andere.
Der Verzehr von Kuchen und Desserts ist Teil unserer Kultur, man genießt zusammen, trifft sich nachmittags zum Kaffeeklatsch, zeigt durch das Anbieten von Süßspeisen seine Gastfreundlichkeit. Deshalb genießen Sie so etwas ruhig mal, wenn Sie darauf Lust haben und Ihre Gesundheit es erlaubt.

Ebenso wichtig wie gesunde Nahrung: körperliche Bewegung

Der Mensch lebt nicht vom Brot allein. Candida-Kranke ziehen sich aufgrund ihrer allgemeinen Mattigkeit oft in die eigenen vier Wände zurück, meiden jegliche sportliche Betätigung und verlieren mit der Zeit den Kontakt zu ihrem Körper und seinen Möglichkeiten. Deshalb ist es für sie besonders wichtig, sich regelmäßig körperliche Bewegung zu verschaffen – zunächst, wenn es noch ungewohnt ist, in Maßen, später mehr. Wir empfehlen einfache Aktivitäten, die keine großen sportlichen Fähigkeiten erfordern, zum Beispiel Spaziergänge, Wandern, Radfahren, Laufen, Schwimmen – oder auch andere Sportarten je nach persönlicher Vorliebe.

Sind Sie ausreichend mit Vitaminen und Mineralien versorgt?

Die in diesem Buch vorgestellte Vitalkost genügt bei gesunden Menschen in aller Regel, um den täglichen Vitamin- und Mineralbedarf zu decken. Anders bei Candida-Patienten: Hier kann die Darmschleimhaut so geschädigt sein, daß der Körper auch bei optimaler Nahrungszusammensetzung nicht in der Lage ist, alle lebenswichtigen Nährstoffe aus der Nahrung aufzunehmen. Deshalb kann es im Rahmen einer Hefepilztherapie mitunter sinnvoll sein, zusätzlich Vitamin- und Mineralpräparate zur Ergänzung der Nahrung einzunehmen. Wir kennen viele Menschen, die gute Erfahrungen mit den hochwertigen Nährstoffpräparaten der amerikanischen Firma Megafood gemacht haben (Bezugsquelle: LF-Naturprodukte, Treenering 105, 24852 Eggebek – außerdem dort zu beziehen: hefefreie Vitamin- und Mineralstoffpräparate). Die Megafoodpräparate werden nach einem besonderen Verfahren hergestellt, das bewirken soll, daß die Tabletten vom Körper wie natürliche Lebensmittel betrachtet und deshalb besser aufgenommen werden. Sinnvoll zur allgemeinen Verbesserung der Nährstoffversorgung sind die Multivitamin- und Mineralpräparate, bei Blutarmut ist das Eisenpräparat und bei Vitamin-B_{12}-Mangel (wie er bei Vegetariern mitunter vorkommt) das Vitamin-B_{12}-Präparat zu empfehlen.

Was essen Sie, wenn die Beschwerden zurückgegangen sind?

Bei der Vitalkost, die wir in diesem Buch vorstellen, handelt es sich nicht um eine spezielle Krankendiät, sondern um eine sehr abwechslungsreiche Nahrung, die wir Ihnen auch auf Dauer ausdrücklich empfehlen. Wenn Sie sich weiter an die Grundsätze dieser Kost halten und weitgehend frisch zubereitete, wenig bearbeitete natürliche Nahrungsmittel essen, sichern Sie sich dauerhafte Gesundheit und beugen möglichen Candida-Rückfällen vor.

Wenn die Beschwerden durch Candida zurückgegangen sind, können Sie wieder etwas mehr süße Speisen essen. Wir empfehlen Ihnen pro Tag einen süßen Nachtisch nach den Rezepten aus diesem Buch. Mehr Süßes ist nicht empfehlenswert, und weiterhin meiden sollten Sie die handelsüblichen stark mit Fabrikzucker gesüßten Speisen und Getränke.

Auch ein kleines Glas Weißwein oder Bier zu festlichen Gelegenheiten ist dann nicht mehr »verboten«. Experimentieren Sie, was Sie vertragen, bleiben Sie aber immer maßvoll.

Warum in diesem Buch keine Fleischgerichte vorkommen

Die Erfahrungen von Ernährungsberatern und moderne wissenschaftliche Erkenntnisse sprechen dafür, daß die Menschen in Mitteleuropa im Grunde kein Fleisch brauchen, um langfristig gesund und energiegeladen zu bleiben. Hier einige Punkte, die nach unserer Meinung gegen den Konsum von Fleisch sprechen:

- Fleisch bietet dem Körper leicht und rasch verwertbares Eiweiß und schafft dadurch ein Ungleichgewicht, das der Organismus durch ein erhöhtes Verlangen nach Kohlehydraten und Süßspeisen auszugleichen versucht. Bestes Beispiel: der Hunger auf ein Dessert, der uns nach dem Verzehr eines großen Steaks fast automatisch überkommt. Folge: Man ißt mehr, als der Körper benötigt, und läuft Gefahr, mit der Zeit übergewichtig zu werden.
- Fleisch und Fleischprodukte sind oft sehr fett und tragen so zur Entstehung von Übergewicht bei.
- Fleisch enthält Substanzen, die müde machen. Durch eine fleischlose Mittagsmahlzeit bleibt man leistungsfähig und vermeidet das tpyische »Nachmittagsloch«.
- Fleisch und Fleischprodukte enthalten oft schädliche Chemikalienrückstände (Antibiotika und synthetische Hormone). Wenn man bedenkt, daß der Durchschnittsdeutsche im Jahr mit der Nahrung etwa 4 Kilo Chemikalien zu sich nimmt, sollte man sich die zusätzliche Belastung durch Fleisch nicht zumuten.
- Der regelmäßige Verzehr von tierischem Eiweiß führt nach den Erkenntnissen von Professor Wendt zu den sogenannten »Eiweißspeicherkrankheiten«, z.B. Gicht und Arthritis. Pflanzliches Eiweiß ist für den Körper offensichtlich besser zu verwerten.
- Praktisch sämtliche gängige Fleischsorten sind durch Seuchen in Verruf geraten: Rinder können mit Rinderwahnsinn infiziert sein, das Borstenvieh ist von der Schweinepest bedroht, in Geflügelfarmen grassieren Salmonellen.
- Unter ökologischen Gesichtspunkten sind Fleischproduktion und Fleischkonsum Energieverschwendung. Auf der gleichen landwirtschaftlichen Fläche, die zur Produktion von 100 Kilo Rindfleisch benötigt wird, läßt sich ein Vielfaches an Weizen, Sojabohnen oder anderen Feldfrüchten anbauen. Der Verzicht auf Fleisch bedeutet deshalb einen Beitrag zur Lösung des Welthungerproblems.

Warum Milch und Milchprodukte in den Zutatenlisten fehlen

Milch und Milchprodukte sind in unseren Breitengraden aufgrund aggressiver, oft irreführender Werbung zu einem Hauptnahrungsmittel geworden. Aus folgenden Gründen raten wir Ihnen, auf Milch und Milchprodukte zu verzichten:

- Sehr viele Menschen sind gegen Milch und/oder Milchprodukte allergisch. Wenn Sie unter einer Hefepilzinfektion leiden, ist es nicht unwahrscheinlich, daß Sie auf verschiedene Nahrungsmittel, darunter auch Milch, allergisch reagieren. Nicht selten handelt es sich um »verdeckte« Allergien, die sich nicht in Form der »klassischen« Allergiebeschwerden wie etwa Hautausschlag, Rötung oder allergischer Schock äußern, sondern durch unauffälligere Symptome wie Kopfschmerzen, allgemeines Unwohlsein, plötzliche Mutlosigkeit oder Mattigkeit, nächtliche Schweißausbrüche.
- Viele Menschen können Milch schwer verdauen, weil in ihrem Magen-Darm-Trakt bestimmte Verdauungssäfte nicht vorhanden sind.
- Das Milcheiweiß Kasein ist im Vergleich zu pflanzlichem Eiweiß und Fisch vom Körper nur schwer zu verwerten.

Warum in diesem Buch kaum Kartoffeln eingesetzt werden

Kartoffeln sind, in Maßen genossen, eine schmackhafte und nahrhafte Speise. Die Mengen aber, die der durchschnittliche Mitteleuropäer davon vertilgt, sind der Gesundheit nicht unbedingt zuträglich. Folgende Gründe sprechen dafür, Kartoffeln nur gelegentlich in kleineren Mengen zu essen:

- Die beiden Mineralstoffe Natrium und Kalium kommen in Kartoffeln in einem für den Menschen ziemlich ungünstigen Verhältnis vor.
- Die Kohlehydrate der Kartoffel werden vom Organismus sehr rasch aufgenommen, so daß es zu einem plötzlichen Energieschub mit nachfolgendem Absturz kommt.
- Das in Kartoffeln enthaltene Solanin verursacht bei vielen Menschen Depressionen. Wer sowieso zu Depressionen neigt, sollte auf Kartoffeln verzichten.
- Mindestens 80 Prozent aller Kartoffeln werden maschinell geerntet. Die

dadurch verursachten Druckstellen und Schäden führen zu einer weiteren Erhöhung des Solaningehalts.
- Kartoffeln werden während des Anbaus und der Lagerung viele Male mit Pestiziden behandelt, deshalb sollte man – wenn überhaupt – nur Kartoffeln aus biologischem Anbau essen.

Und noch etwas: So fritieren Sie richtig

In diesem Buch kommen immer wieder fritierte Speisen vor. Da die meisten von Ihnen wahrscheinlich wenig Erfahrung mit dieser Zubereitungsweise haben, vorweg ein paar Tips dazu:

- Einen Topf aus Gußeisen oder einen anderen Topf mit dickem Boden und guter Hitzespeicherung anschaffen, der ausschließlich zum Fritieren reserviert ist.
- Ein geeignetes hitzebeständiges Öl wählen: Sesam-, Oliven-, Sonnenblumen- oder Maisöl (mild und delikat, aber nicht zu verwechseln mit dem hitzeempfindlichen Maiskeimöl).
- Warten, bis das Öl so heiß ist, daß es am Topfrand leicht raucht. Wenn man ein Streichholz hineinsteckt, sollten rundherum kleine Bläschen entstehen. Anderer Test: Einen Tropfen Pfannkuchenteig in das Öl fallen lassen; wenn er sofort wieder hoch kommt, ist die Temperatur richtig.
- Um das Öl nach dem Fritieren brauchbar zu erhalten, legt man in das noch kochendheiße Öl eine Umeboshi-Pflaume, die daraufhin im Öl herumflitzt und Angebranntes, Überhitztes, Giftstoffe und alle stark säuerlichen Elemente an sich bindet. Wenn die Pflaume braun oder schwarz wird, nimmt man sie heraus und gibt eine weitere Pflaume hinein, um das Öl weiter zu säubern.

Suppen

Suppen sind wärmend und leicht verdaulich und sollten auf keinem Speisezettel fehlen. Am bekömmlichsten sind die leichten Miso-Gemüsesuppen, die in der Makrobiotik gern zum Frühstücksauftakt serviert werden. Besonders lecker und intensiv schmecken Suppen, wenn man sie statt mit Wasser mit Gemüsewasser zubereitet:

Gemüsewasser

1 l Wasser
5 cm Kombu
2–3 Tassen Gemüse

Kombu und Gemüse(»abfälle«) zum Wasser geben und etwa 45 Minuten kochen, dann Wasser in eine Schüssel gießen und nach Bedarf benutzen. Gemüsewasser hält sich 3–4 Tage im Kühlschrank. Es wirkt stabilisierend auf den Blutzuckerspiegel und macht alle Speisen reicher im Geschmack. Besonders gut eignen sich hierzu süße Gemüsesorten wie Möhren, Weißkohl, Zwiebeln, Pastinaken, aber auch Kohlrabiblätter und Blumenkohlstrunk. Das gekochte Gemüse kann man natürlich je nach Art und Beschaffenheit herausnehmen, mit Sojasauce würzen und essen.

Miso-Gemüsesuppe (Grundrezept)

1 Möhre
1 Zwiebel
1 sehr kleine Steckrübe
8–10 cm Wakame
5–6 Tassen Wasser
4 Tl Gerstenmiso
Petersilie, Schnittlauch oder 8–10 cm feingehackter Lauch zum Garnieren

Wakame in wenig Wasser einweichen. Zwiebel, Möhre und Steckrübe waschen und in regelmäßige Stücke schneiden. Gemüse mit einer Tasse Wasser aufsetzen und vorsichtig kochen. Inzwischen Wakame aus dem

Wasser holen, die Stengel entfernen und sehr klein hacken, den Rest Wakame in feine Streifen schneiden und beides in den Suppentopf geben. Das restliche Wasser und das Einweichwasser von Wakame in die Suppe geben und alles noch ca. 10–15 Minuten zusammen kochen. Etwas Flüssigkeit abnehmen und Miso darin verrühren. Suppe vom Herd nehmen, die Misomischung hineingießen, ein paar Minuten ziehen lassen. Vor dem Servieren mit Petersilie, Schnittlauch oder Lauch bestreuen. Zusammen mit Brot und etwas Gemüseaufstrich ergibt die Suppe eine vollwertige Mahlzeit.

Variationen: Suppe nach Grundrezept kochen, aber mit:
- Zwiebeln, Karotten und Weißkohl
- Karotten und Lauch
- Karotten und Chinakohl
- Zwiebeln und Chinakohl
- Rettich, Karotten und Lauch
- Karotten, Blumenkohl und Lauch
- Mais, Möhren und Sellerie

Die Zwiebeln können Sie auch als erstes im Suppentopf mit etwas Öl andünsten und dann mit den anderen Zutaten kochen.

Azukisuppe

1 Tasse Azuki-Bohnen
3 Tassen Wasser
1 Stück Kombu
4 Tassen Wasser
1 1/2 Tassen Kürbisstücke
1/2 Tasse Zwiebelstücke
1/2 Tasse Möhrenstücke
1/4 Tasse Selleriewürfel
3–4 El Shoyu
Schnittlauch zum Garnieren

Bohnen 8–12 Stunden einweichen und ca. 3 Stunden gar kochen. Die Hälfte der Bohnen pürieren. Gemüse mit einer Tasse Wasser 10–15 Minuten fast gar kochen, dann das restliche Wasser und die Bohnen hinzugeben. Alles nochmals 10 Minuten mit Shoyu kochen und mit feingehacktem Schnittlauch servieren.

Borschtsch mit »saurer Sahne«

Suppenstock:
Möhrengrün
Lauchblätter
5 cm Kombu
Wasser

Borschtsch:
feingeschnittene Zwiebeln
4 kleingeschnittene Möhren
½ kleiner Weißkohl, geschnitten
5 kleine Rote Bete
Salz und/oder Miso bzw. Shoyu
Sesamöl

»saure Sahne«:
150 g Seidentofu
½ Tl Reisessig
Wasser
1 Tl Umeboshi-Paste
Schnittlauch

Aus dem Gemüsegrün und Kombu und etwa 1 Liter Wasser einen »Suppenstock« bereiten: Alles zusammen 15 Minuten kochen, zum Schluß das Gemüsegrün und die Alge herausnehmen.
Rote Bete waschen, ungeschält 20 Minuten in einem Dampftopf kochen, dann abgekühlt in kleine Stücke schneiden. Während die Rote Bete kocht, die Zwiebeln in Sesamöl anbraten, bis der intensive Geruch verschwindet und sie ein bißchen süßlich schmecken. Möhren, Weißkohl und Suppenstock dazugeben, bis das Gemüse fast bedeckt ist. Rote Bete dazugeben und alles kochen, bis es gar ist. Mit einem Stabmixer alles pürieren, eventuell durch Zugabe von mehr Suppenstock und Wasser die Konsistenz flüssiger machen. Nach Geschmack mit Salz, Shoyu und Miso oder einer Mischung daraus würzen.
Die »saure Sahne« stellt man her, indem man zunächst Seidentofu, Umeboshi-Paste und Wasser im Mixgerät vermischt, so daß eine cremige Konsistenz entsteht. Gewürzt wird mit einem Schuß Reisessig. Mit einem Klecks »saurer Sahne« und etwas kleingeschnittenem Schnittlauch obendrauf überzeugt diese Suppe jeden.

Brennesselsuppe

1 gelbe Zwiebel
1 Tl Öl
1 Möhre
2 El Schnittlauch
4 Tassen frische Brennesselblätter
3 Tassen Wasser
4 Tl Gerstenmiso

Zwiebeln in Halbmonde, Möhre in Stücke schneiden, beides anbraten. Zwei Tassen Wasser hinzugeben und Gemüse darin weich kochen. Brennnesselblätter 3–5 Minuten dämpfen, dann in feine Streifen schneiden und zur Suppe geben. Aufkochen und nochmals 2–3 Minuten kochen lassen, vom Herd nehmen, mit Miso abschmecken, mit gehacktem Schnittlauch servieren.

Buchweizensuppe

3 El Buchweizen
½ Tasse geschnittene Zwiebeln
1 Tasse süße Kürbisstücke
¼ Tasse Selleriewürfel
½ Tasse Möhren
6 Tassen Wasser
¾ Tassen fritierter Tempeh
½ Tl Thymian
5 Tl Reis- oder Gerstenmiso
2 El Olivenöl

Buchweizen in einer trockenen Pfanne leicht anrösten. Die Zwiebeln in Olivenöl andünsten, bis der scharfe Geruch verflogen ist, dann das restliche Gemüse hinzugeben und mit einer Tasse Wasser aufkochen. Buchweizen und den Rest des Wassers nach 5–7 Minuten dazugeben. 15 Minuten kochen lassen, bis der Buchweizen ganz weich ist. Mit Miso abschmecken, gleichzeitig die Tempeh-Stücke dazugeben.

Champignonsuppe

1 Tasse feingeschnittene Zwiebeln
1 Tasse geschnittene Champignons
1 Paket Sojasahne
Schnittlauch, Petersilie oder Dill
5 Tassen (Gemüse-)Wasser
2 El Olivenöl
4 Tl Gerstenmiso

Zwiebeln in Öl andünsten, Pilze dazugeben und ca. 10 Minuten weiterdünsten. Warmes Gemüsewasser und Sojasahne darübergießen, mit Miso abschmecken, mit feingehacktem Schnittlauch oder anderen Kräutern servieren.

Fusuppe

2 Lauchstangen, in 1–2 cm breite Stücke geschnitten
2 Tassen Pastinaken, in Halbmonde geschnitten
1 Tasse Champignons, fein geschnitten
1 Tasse Blumenkohlblümchen
4 Fu-Ringe
2 El Sesamöl
2 El Miso
5–6 Tassen Wasser/Gemüsebrühe
feingehackte Petersilie

Lauch ca. 2 Minuten in Öl sautieren. Pastinaken dazugeben und unter häufigem Wenden weitersautieren, bis der starke Geruch verfliegt. Champignons hinzufügen, 4–5 Minuten weiterbraten. 2–3 Tassen Wasser/Gemüsebrühe hinzugießen, aufkochen, Blumenkohl und in jeweils sechs Stücke geschnittene Fu-Ringe obenauf legen. Köcheln, bis das Gemüse fast gar und die Fu-Stücke weich sind. Rest von Wasser/Gemüsebrühe hinzugeben, aufkochen. Mit Miso abschmecken und mit Petersilie servieren.

Grünkohlsuppe

1 Tasse Lauch
3 Tassen gehackter Grünkohl
1 Tl Algenpulver
gehackte Frühlingszwiebeln oder gehackter Lauch
5 Tassen (Gemüse-)Wasser
2 El weißer Miso
1 El Gerstenmiso

Lauch mit einer Tasse Wasser ein paar Minuten kochen, mit Algen-Pulver weitere 5 Minuten kochen. Grünkohl fein hacken, in einen Topf geben und 3–4 Minuten dämpfen, (Gemüse-)Wasser dazugießen, aufkochen lassen, danach klein stellen, so daß die Suppe heiß ist, aber nicht kocht. Miso in etwas warmem Suppenwasser auflösen und dazugeben. Mit Frühlingszwiebeln oder Lauch servieren.

Gurkensuppe

2 Gurken
1 Tasse gehackte Zwiebeln
1/4 Tasse gehackter Sellerie
2 1/2 Tassen Wasser
1 Prise Salz
3 El weißer Miso
4 Zitronenscheiben

Ein typisches Sommergericht. Gurken in kleine Stücke schneiden, Zwiebeln in einer Tasse Wasser einige Minuten kochen lassen, dann Gurkenstücke dazugeben. Pürieren und mit dem Rest Wasser zum Kochen bringen. Miso in einer halben Tasse Wasser auflösen. Zur Suppe geben und 5 bis 10 Minuten warm halten. Warm oder kalt mit Zitronenscheiben servieren.

Hirse-Kürbis-Suppe

1/2 Tasse gelbe Zwiebeln
1 1/2 Tassen Kürbisstücke
1/2 Tasse Möhren
1 Tasse gekochte Hirse
1/4 Tasse fein geschnittene Frühlingszwiebeln
4 Tl Gerstenmiso
5 Tassen Wasser

Die Zwiebeln in Olivenöl dünsten, bis der scharfe Geruch verflogen ist, dann mit anderen Gemüsen in 1 Tasse Wasser kochen, bis das Gemüse fast gar ist, dann Hirse und das restliche Wasser hinzugeben und noch ca. 10–15 Minuten köcheln lassen. Den mit Wasser vermengten Miso untermischen, warm und mit Frühlingszwiebeln bestreut servieren. Eine wärmende und stärkende Suppe, in der Getreidereste bestens genutzt sind.

Krabbensuppe

1 Tasse Zwiebeln
1 Tl Öl
1/2 Tasse rote Paprikaschote
1/2 Tasse frische Maiskörner
1 Tasse Krabben
5 Tassen Wasser
5–6 El Tamari
2 El Zitronensaft
4 Zitronenscheiben

Zwiebeln leicht in warmem Öl andünsten, Maiskörner und 1 Tasse Wasser dazugeben und aufkochen lassen. Paprika 1 Minute mitkochen lassen, Krabben hinzufügen. Tamari und Zitronensaft in die Suppe füllen. Mit einer Zitronenscheibe in jeder Schale servieren.

Splittererbsensuppe

1 Tasse Erbsen
3 Tassen Wasser
5 cm Kombu
3 Tassen Wasser
1 Tasse Pastinakenstücke
1 Tasse Möhrenstücke
1/2 Tasse Lauchstücke
2 Knoblauchzehen
1 El frisches Basilikum oder
1 Tl getrocknetes Basilikum
5 Tl Miso
2 El Olivenöl

Erbsen einweichen, ca. 2 Stunden lang weichkochen, pürieren. Die Pastinaken in Öl anbraten, bis der bittere Geruch verflogen ist, dann mit dem anderen Gemüse im Wasser fast gar kochen, Erbsenpüree dazugeben und weitere 10 Minuten köcheln lassen. Mit Miso und Basilikum würzen. Für diese Suppe kann man gelbe oder grüne Splittererbsen, aber auch Linsen nehmen.

Fischsuppe mit Kräutern

75 g Heilbutt
75 g Lachs
1 großer Lachskopf
1/2 Tasse Lauch
1/2 Tasse Möhren
1 Tasse frischer Mais
100 g Tofu
4 El Gerstenmiso
1 Tl Senfkörner
2 Lorbeerblätter
1 Bund Dill
1 Tl Salz
3 El Zitronensaft
4 Zitronenscheiben
Olivenöl

Lauch und Möhren in Öl sautieren, Mais dämpfen. Aus Wasser, Senfkörnern, Lorbeerblättern, Dillstielen und Salz eine Bouillon herstellen, indem man alles zusammen mit dem Fischkopf 20–30 Minuten köcheln läßt. Vom Herd nehmen und den Lachs 20 Minuten in der Bouillon ziehen lassen, bis er fast gar ist. Den Heilbutt dämpfen, dann beide Fische in Würfel schneiden. Boullion zum Gemüse geben, mit Wasser auffüllen, Tofu darin kurz aufkochen lassen, mit Zitronensaft und Gerstenmiso abschmecken. Mais und Fisch dazugeben, mit Dill und Zitronenscheiben dekorieren, servieren. Ebenfalls sehr delikat ist die folgende Variante:

Tofu-Mais-Fisch-Suppe

½ Tasse Möhren
100 g Tofu
1 Tasse frischer Mais
5 Tassen Wasser
2 El Schnittlauch
1 Tasse Lauch
100 g weißer Fisch
4 El Gerstenmiso
1 Prise Thymian

Lauch in Öl andünsten, dann Möhren hinzugeben und einige Minuten mit einer Tasse Wasser kochen. Restliches Wasser, Tofu und Fisch hineingeben, alles zusammen noch einmal 6 Minuten kochen. Zum Schluß Mais hineingeben und kochen, bis der Mais gar ist. Mit Thymian und in Wasser aufgelöstem Miso abschmecken und 10 Minuten lang ziehen lassen. Mit Schnittlauch bestreut servieren.

Getreidegerichte

Getreide ist eines der ältesten Grundnahrungsmittel der Menschheit. Von seinen biologischen Qualitäten und seinem Mineralreichtum profitieren Sie am meisten, wenn Sie Getreide aus biologischem Anbau kaufen und es – gekocht – möglichst als ganzes Korn essen. Durch Mahlen oder Schroten kommt es mit Sauerstoff in Verbindung und verliert durch Oxidation viel von seinem Wert. Wer Getreide vorwiegend in Form von Mehlspeisen und Brot zu sich nimmt, muß damit rechnen, daß sich in seinem Körper mehr Schleim bildet und den Organismus belastet. Wir empfehlen Getreide als nährstoffreiche und stärkende Basis für andere Gerichte. Im Naturkostladen und im Reformhaus finden Sie alle hier verwendeten Getreidesorten in guter Qualität.

Für Candida-Patienten wichtig zu wissen

Bei Candidakranken sollte der Getreideanteil in der täglichen Nahrung nicht zu hoch sein, weil alle Getreidesorten sehr reich an Kohlehydraten sind, der bevorzugten Nahrung von Hefepilzen. Wenn Sie Getreide essen, sollten Sie es auf jeden Fall gut kauen, um dem Körper die Verwertung zu erleichtern. Deutlich weniger Kohlehydrate als andere Getreidesorten und dafür mehr Eiweiß enthalten Hirse, Polenta und Buchweizen (gibt es auch in Form von Buchweizenspaghetti). Wenn Sie an einer Hefepilzerkrankung leiden, sollten Sie bevorzugt, aber nicht ausschließlich diese Getreidesorten essen.

Reis im Dampftopf (Grundrezept)

2 Tassen Vollkornreis
3 Tassen Wasser
2 Prisen Salz

Reis in einem Sieb gründlich waschen, im Drucktopf mit kaltem Wasser aufsetzen und aufkochen. Wenn es kocht, Salz zugeben und den Deckel auf den Topf setzen, bis das Druckventil etwa einen halben Zentimeter hochsteigt. Beim Gasherd auf kleinste Flamme stellen, beim Elektroherd auf eine vorgewärmte andere Kochplatte mit niedriger Hitze stellen und 45 Minuten weiter auf dem Herd lassen. Vom Feuer nehmen und den Druck langsam zurückgehen lassen oder den Drucktopf unter kaltem Wasser abspülen, bis der Druck nachläßt.

Variationsmöglichkeiten zu diesem Rezept:

- Reis nach dem Waschen in einer trockenen Bratpfanne goldgelb rösten. Dann wie Grundrezept kochen.
- Statt 2 Tassen Reis kann man auch nehmen:
  1 ½ Tassen Reis und ½ Tasse Hirse
  1 ¾ Tassen Reis und ¼ Tasse Gerste
  1 ¾ Tassen Reis und ½ Tasse Grünkern
  1 Tasse Reis und 1 Tasse Hafer
  1 ¾ Tassen Reis und ¼ Tasse Buchweizen
  1 ¾ Tassen Reis und ½ Tasse frische Maiskörner vom Kolben
  2 Tassen Reis und statt Salz zwei Umeboshi-Pflaumen
  2 Tassen Reis und 5–6 cm Kombualge mit Salz
  1 ½ Tassen Reis und ½ Tasse Wildreis

Reis mit Maronen

2 Tassen Reis
⅔ Tasse Maronen
4 Tassen Wasser
2 Prisen Salz

Maronen oben einschneiden und mit etwas Wasser zum Kochen bringen, bis sich nach etwa 15 Minuten die Schalen ablösen lassen. Gewaschenen Reis, Wasser und geschälte Maronen schnell zum Kochen bringen, salzen und ¾ bis 1 Stunde bei kleiner Hitze kochen. 10 Minuten stehenlassen, durchrühren und servieren.

Singapurreis

100 g Langkornreis
200 g frische Erbsen
200 g frischer Mais
200 g Möhrenstifte
100–200 g Krabben
200 ml Wasser
½ El Essig
1 Prise Curry
frischer Schnittlauch
3 El Shoyu
Salz

Reis mit Salz im Wasser bißfest kochen und abkühlen lassen. Möhrenstifte in Olivenöl sautieren, Mais und Erbsen ca. 20 Minuten gar dämpfen, zusammen mit Krabben zu den Möhren geben, mit Shoyu und Essig würzen. Curry kurz in Öl erhitzen, zum Reis geben, vorsichtig alles vermischen, mit Schnittlauch garnieren und servieren.

Reis mit Walnüssen

2 Tassen Reis
4 Tassen Wasser
3 El Olivenöl
2 Prisen Salz
½ Tasse Walnüsse

Gewaschenen Reis mit Wasser aufkochen und salzen. Nach zwei Minuten kleiner stellen und 45–50 Minuten weiterkochen lassen. 10 Minuten stehenlassen, kurz vor dem Servieren Walnüsse in Öl leicht anbraten und gehackt untermischen.

Hirse (Grundrezept)

2 Tassen Hirse
4 Tassen Wasser
2 Prisen Salz

Hirse gut, aber kurz waschen. In einer trockenen Pfanne goldgelb rösten. Die Hirse in das kochende Salzwasser geben und auf kleiner Flamme ca. 15 Minuten kochen, danach 10 Minuten mit Deckel stehenlassen.

Variationen

- 2 Tassen Hirse, 5 Tassen Wasser, ½ Tasse geschnittene Zwiebeln, ½ Tasse Möhrenstücke wie Grundrezept kochen.
- ½ Tl feingehackten Thymian vor dem Servieren unter die Hirse mischen.

Hirsepüree

2 Tassen Hirse
6 Tassen Wasser
2 Tassen Blumenkohl
1 Zwiebel
3 Prisen Salz
frisch geriebene Muskatnuß

Feingeschnittene Zwiebel im offenen Drucktopf in Öl anbraten, Blumenkohl, gewaschene Hirse und Wasser hinzugeben, alles aufkochen, salzen, Deckel aufsetzen, Druck hochkommen lassen, ca. 40 Minuten auf kleiner Flamme kochen. Vor dem Servieren mit dem Kartoffelstampfer zu Mus verarbeiten und mit Muskat würzen.

Cous-Cous

2 Tassen Cous-Cous
1 Eßlöffel Öl
4 Tassen Wasser
2 Prisen Salz

Cous-Cous in warmem Öl goldgelb rösten. Kochendes Wasser hinzugeben, salzen, 10–15 Minuten auf kleiner Flamme kochen. Cous-Cous ist leicht und eignet sich gut als Sommeressen mit Gemüse und Saucen.

Bulgur

2 Tassen Bulgur
2 Eßlöffel Öl
4 Tassen Wasser
3 Prisen Salz
1 Zwiebel
3 Möhren
100 g frische Erbsen

Zwiebel und Möhren in Öl anbraten, Bulgur ein paar Minuten mitdünsten lassen, kochendes Wasser und Salz hinzugeben. 10–15 Minuten mit Deckel auf kleiner Flamme kochen, in den letzten 5 Minuten die Erbsen darüber geben. Danach 30–40 Minuten ziehen lassen.

Vollkornnudeln

Nach Packungsanweisung kochen. Vollkornnudeln sind leichter verdaulich als Brot. Probieren Sie auch Spezialitäten wie japanische Buchweizenspaghetti (Achtung: japanische Nudeln sind meist schon gesalzen).

Gebratene Nudeln

4 Tassen gekochte Nudeln
1 Tasse feingehackte Zwiebeln
1 Tasse geschnittene Champignons
2 El Zitronensaft
2 El gehackte rote Paprika
1/2 Tasse Krabben
1 El Zitronensaft
gehackter Schnittlauch

Zwiebeln in heißem Öl anbraten, Pilze dazugeben, nach 5–7 Minuten die Nudeln darüberlegen. Tamari und Zitronensaft dazugeben. Bedeckt auf kleiner Flamme 5 Minuten stehenlassen. Krabben und Paprika untermischen, mit Schnittlauch garniert sofort servieren.

Mochis (gestampfter süßer Reis)

1 Tasse süßer Reis
1 1/4 Tassen Wasser
1 Prise Salz

Süßen Reis mit Wasser und Salz wie Reis kochen, aber nur 30–35 Minuten garen. Den Reis in einer nassen Schale mit einem nassen Stößel stampfen. Dabei wird der Reis, weil er sehr viel Eiweiß enthält, langsam klebrig. Zu kleinen Klößen formen (Suppeneinlage) oder im Backofen auf einem geölten Blech bei 250 °C 10–12 Minuten backen, bis er aufgeht und ganz knusprig ist. Oder: Klöße in einer geölten Bratpfanne backen, bis sie sich aufblähen. Die Klöße nicht zu nah aneinandersetzen, sonst kleben sie zusammen.
Variante: Mit geröstetem Sesam und gehackten Mandeln bestreuen.

Frühstücksbrei

1 Tasse Reis
1 Tasse Hirse
7 Tassen Wasser
2 Prisen Salz

Alle Zutaten 1 ½ Stunden auf kleiner Flamme weichkochen. Mit gerösteten Samen (Sesam, Sonnenblumen- oder Kürbiskernen) oder Nüssen servieren. Probieren Sie auch andere Getreidekombinationen.
Zeitsparende Kochmethoden: Abends ganz heiß aufkochen, dann entweder: auf sehr kleine Flamme mit Flammenverteiler stellen oder: mehrere Münzen auf die Elektroplatte legen, um Anbrennen zu verhindern, oder: nachts in eine wärmespeichernde Kochkiste stellen.

Brei rasch wieder aufgewärmt

Wenn Sie Brei abends vorkochen oder vom Vortag noch Brei übrig haben, können Sie ihn morgens rasch aufwärmen. Dazu gibt es mehrere Methoden:

- im Dämpfeinsatz dämpfen,
- wenig Wasser in einem Topf aufkochen, den Brei hinzugeben, die Platte sofort ausstellen und den Brei 5 Minuten in diesem Wasserbad warm werden lassen,
- 3 Tassen gekochtes Getreide mit 3 Tassen Wasser mischen, ½ Stunde auf kleiner Flamme köcheln lassen, ausstellen. Mit Nüssen, Sesam, eventuell auch mit Trockenfrüchten servieren.

Müsli

1 ½ Tassen Weizenflocken
1 ½ Tassen Haferflocken
½ Tasse Rosinen
½ Tasse gehackte Mandeln
¼ Tasse Sesam

Alle Zutaten außer Rosinen im Backofen bei 175 °C 25–40 Minuten rösten. Ab und zu umrühren. Nach dem Abkühlen Rosinen dazugeben. Wenn's schnell gehen muß, mit warmer Sojamilch übergießen, fünf Minuten warten, genießen. Wenn mehr Zeit ist, als Brei zubereiten:

Müslibrei

2 Tassen Müsli
6 Tassen Wasser
2 Prisen Salz

Müsli, Wasser und Salz unter Rühren aufkochen, dann zugedeckt auf kleiner Flamme 25–30 Minuten weichkochen. Ab und zu umrühren.

Was tun mit übriggebliebenem Brei? – Getreidemilch

Getreidereste kurz aufkochen, im Mixer pürieren, durch ein Sieb drücken, Nuß- oder Mandelmus und eventuell etwas Malz dazugeben, genießen! Schmeckt auch Kindern sehr gut.

Schmackhaftes Brot selber backen

> *Wichtig für Candida-Patienten*
> Menschen mit Hefepilzerkrankungen vertragen die handelsüblichen Brote oft schlecht, weil die meisten davon Hefe enthalten. Außerdem wirkt Brot schleimbildend im Körper. Deshalb hier einige leckere Alternativen zu »normalem« Brot, die aber auch nur in Maßen genossen werden sollten.

Hirsebrot

2 Tassen Hirse
5 Tassen Wasser
1 Tasse gehackte Zwiebeln
1 Tasse Möhren in Stücken
2 Prisen Salz

Hirse waschen, Gemüse und Wasser zugeben, aufkochen, salzen, 15 Minuten auf kleiner Flamme kochen. Dann den Deckel sofort abnehmen, den Brei in eine nasse kühle Backform pressen. Nach dem Abkühlen läßt sich das Hirsebrot leicht schneiden und auf Reisen oder zur Arbeit mitnehmen.

Sauerteigbrot

Sauerteigansatz:
2 El gekochter Reis
¼ Tasse Wasser
½ Tasse Weizenmehl Typ 1050

gut kneten, in einem mit Deckel verschlossenen Glas 2–3 Tage stehenlassen.

Weitere Zutaten:

4 Tassen grobgemahlenes Weizenmehl
1 Tasse feingemahlenes Weizenmehl
1 Tasse gekochter Reis
1 Eßlöffel Miso
2–3 Tassen lauwarmes Wasser

Angesetzten Sauerteig mit lauwarmem Wasser mischen, Mehl, Reis und Miso dazugeben und gut kneten. Ein bißchen Teig abteilen und in einem Glas 12 Stunden lang warmstellen, danach kann er bis zu einer Woche gekühlt für das nächste Brot aufgehoben werden. Eine Backform ölen, den Teig hineingeben, oben einschneiden. Backform unter einem nassen Tuch an einen warmen Platz stellen, z.B. auf einen Heizkörper oder oben auf den Kühlschrank. Innerhalb von 4–6 Stunden sollte das Brot 1 ½mal so groß sein wie zu Anfang. Mit einem nassen Tuch in den Backofen stellen und bei ca. 100 °C weiter aufgehen lassen. Nach 20–30 Minuten Tuch entfernen. Bei 200 °C eine ¾ Stunde weiterbacken, bis es überall einen hohlen Laut beim Klopfen gibt. Das warme Brot in ein feuchtes Tuch wickeln, damit die Kruste weich wird und sich leicht schneiden läßt. Am nächsten Tag anschneiden und genießen.

Bewährte Variationen in der Mehlmischung:

45 % Weizenmehl Typ 1050, 45 % Weizen- und 10 % Roggenmehl
50 % Weizenmehl Typ 1050, 25 % Maismehl (fein), 25 % gekochter Reis
50 % Weizenmehl Typ 1050, 25 % Gerstenmehl, 25 % Maismehl

Je nach Geschmack können Zwiebeln, Kräuter, Sesam und Kürbiskerne untergemischt werden.

Eiweißspeisen

Eiweiß stärkt den Organismus, fördert den Muskelaufbau (wie jeder Bodybuilder weiß) und liefert uns Energie. Von Hefepilzen allerdings ist Eiweiß nicht verwertbar. Deshalb sind Eiweißspeisen für Candida-Patienten in der Regel gut geeignet und ohne Nachteile zu genießen. Wer viel Eiweiß ißt, sollte sich jedoch viel Bewegung verschaffen, damit der Körper die Proteine sinnvoll verwertet, zum Beispiel für den Muskelaufbau einsetzt. Bei Menschen, die wenig Bewegung haben, führt erhöhter Eiweißkonsum zu einer schädlichen Übersäuerung des Organismus.

Fischgerichte

Fisch ist ein sehr wertvolles stärkendes Nahrungsmittel und, wenn er aus Hochseeregionen stammt, zumeist auch wenig schadstoffbelastet. Wir empfehlen Ihnen, zweimal in der Woche Fisch zu essen, wenn Sie mögen, auch öfter.

Fisch in Aspik

400 g weiße Fischfilets
1 Möhre, der Länge nach in dünne Stäbchen geschnitten
1 Tasse Broccoli-Röschen
1/2 Tasse weißer Rettich
4 Zitronenscheiben
2 große El Agar-Agar
3 Tassen Wasser
1 Tl Salz
3 El Zitronensaft
2 El Gerstenmiso

Fisch dämpfen, Gemüse dämpfen oder blanchieren, Agar-Agar in kochendem Salzwasser/Fischwasser auflösen, mit Zitronensaft und Gerstenmiso abschmecken. Gemüse in eine Form geben, mit der Flüssigkeit auffüllen, den Fisch relativ spät dazugeben, mit Zitronenscheiben dekorieren, abkühlen lassen, auf eine Platte stürzen und servieren. Statt Wasser kann man auch Sojamilch mit weißem Miso benutzen.

Fisch in Blätterteig

Blätterteig:
2 Tassen Mehl
1/3 Tasse Maiskeimöl
1 Prise Salz
1/2 Tasse eiskaltes Wasser

Füllung:
250 g Dorsch
250 g Lachs
1 1/2 El Sojamilch
1 großzügige Prise Salz
1 1/2 El Shoyu
1 Ei
1 El Olivenöl
2 El Zitronensaft

Einen Blätterteig herstellen: Mehl, Öl, Salz und eiskaltes Wasser schnell mit einer Gabel mischen. Nicht mit den Fingern berühren; der Teig muß kalt bleiben. Teig halbieren, eine Hälfte ausrollen, auf einem geölten Backblech zu einem Fisch zurechtschneiden, ca. 10 Minuten bei 200°C backen. Die anderen Zutaten pürieren, falls geschmacklich zu milde, nachsalzen und auf den halb gebackenen fischförmigen Teig geben. Die andere Hälfte des Teigs ausrollen und über die Füllung legen. Überstehende Ränder wegschneiden. Ein Auge aus Teig formen, die Schuppen mit einem Messer im Teig skizzieren, bei 200°C ca. 1/2 Stunde goldbraun backen.

Fritierter Fisch

Weißfleischiger Fisch
Öl zum Fritieren

Teig:
1/2 Tasse Mehl Typ 1050
1 Tl Pfeilwurzelmehl
1 Prise Salz
1 Tasse Wasser

Pfannkuchenteig zubereiten, Fisch in Vierecke schneiden, von Gräten befreien, im Teig wenden und goldgelb fritieren.

Gegrillter Lachs

1 Lachs-»Schmetterling« pro Person
frische Kräuter, z.B. Dill, Petersilie oder Schnittlauch
3 El Shoyu
½ El Olivenöl
4–5 El Zitronensaft

Im Fischgeschäft Lachsfilets zu »Schmetterlingen« schneiden lassen, mit Dill, Petersilie oder Schnittlauch bestreuen, ein Dressing aus Shoyu, Olivenöl und Zitronensaft darübergießen und ca. 20 Minuten knusprig grillen.

Variationen: Anstelle von Lachs kann man Heilbutt nehmen, zum Dressing kann man etwas Sojamilch hinzugeben.

Marmorierte Fischrolle

200 g Schollen- oder Heilbuttfilets
Meerrettich
200 g geräucherter Lachs, in feine Scheiben geschnitten

Den Lachs dünn in die Weißfischfilets einrollen, wobei man mit dem schmaleren Ende der Filets beginnt. Die Rollen dicht nebeneinander aufrecht in einen Gemüsedämpfer stellen und 10–15 Minuten weich dämpfen (mit einem Holzstäbchen testen). Mit Meerrettichsauce serviert, ist dies eine pikante Delikatesse.

Gebratene Scholle mit Tofu-Mayonnaise gefüllt

8 mittelgroße Schollenfilets
1 Ei
1 Prise Salz
Semmelbrösel
Olivenöl zum Braten

Mayonnaise:
¼ Päckchen Seidentofu
2 El weißer Miso
1 El Olivenöl
3 El Zitronensaft
1 Tl Basilikumpaste

Schollenfilets paarweise mit Shoyu bestreichen. Mayonnaise-Zutaten in einer Küchenmaschine mixen und pürieren, auf ein Filet geben und das andere Filet darüber legen. In Ei tauchen, in Semmelbröseln wenden, bei guter Hitze von beiden Seiten goldbraun braten. Mit Preiselbeeren serviert ein äußerst delikater Zungenschmaus.

Fischeintopf

200 g Dorsch oder anderer weißer Fisch
½ Tasse Krabben
½ Tasse Lauch
½ Tasse Möhren
1 Tasse Pilze
1 Tasse Mais
1 Knoblauchzehe
3 Tassen Fischwasser
3 El weißer Miso
2 Lorbeerblätter
4 El Pfeilwurzelmehl
evtl. etwas Sojamilch
1 El Zitronensaft
Dill

Fisch dämpfen, Lauch, Möhren und Pilze kleinschneiden und mit Knoblauch sautieren, Mais dämpfen. Fischwasser zum Gemüse geben und eventuell mit Wasser oder von der letzten Mahlzeit noch vorhandenem Gemüsewasser auffüllen. Mit weißem Miso und Lorbeer würzen, mit in kaltem Wasser aufgelöstem Pfeilwurzelmehl andicken. Je nach Geschmack etwas Sojamilch hinzugeben, mit Zitronensaft und Dill abschmecken. Fisch vorsichtig unterheben.

Fu- und Seitangerichte

Fu und Seitan sind aus der asiatischen Küche bekannte eiweißreiche Nahrungsmittel, die aus dem Klebereiweiß des Weizen hergestellt werden. Sie sind nahrhaft und stärkend und bieten eine willkommene Abwechslung zu anderen Eiweißquellen.

Fu-Eintopf

1 Tasse Sellerie, in kleine Würfel geschnitten
1 Zwiebel grob geschnitten
1 Tasse Möhren, in breite Stücke geschnitten
2 Tassen (Gemüse-)Wasser
2 El Olivenöl
2 El Pfeilwurzelmehl
2 El Miso
1 Tl Thymian
1 Lorbeerblatt
1 Tl Tahin
feingehackter Schnittlauch
evtl. 1 Knoblauchzehe
1 El Reisessig
Marinade:
3 Tassen Wasser
1 Tasse Shoyu

Sellerie in Öl andünsten, bis der scharfe Geruch vergeht. Zwiebel dazugeben, 2 Minuten weiterdünsten, Möhren, ½ bis 1 Tasse Wasser/Gemüsebrühe, Thymian und Lorbeer hinzugeben, mit Deckel etwa 20 Minuten köcheln lassen. Inzwischen Fu-Ringe marinieren, schneiden und zum Gemüse geben, restliches Wasser hinzugeben, alles aufkochen, vom Herd nehmen, mit Miso würzen, Tahin und Schnittlauch untermischen. Nach Geschmack außerdem mit Reisessig oder Knoblauch würzen, dann in kaltem Wasser aufgelöstes Pfeilwurzelmehl unterrühren. Eventuell Knoblauch hinzugeben und dann mit frischem Schnittlauch servieren.

Fu-Ringe fritiert

4 Fu-Ringe
100 g Weizenmehl
Öl zum Fritieren
Marinade:
3 Tassen Wasser
1 Tasse Shoyu

Fu-Ringe ca. 20 Minuten marinieren. Inzwischen Öl erhitzen. Fu-Ringe leicht ausdrücken, in Mehl wenden, goldbraun und knusprig fritieren. Auf saugfähigem Papier abtropfen lassen und frisch servieren. Fritierte Fu-Ringe passen gut zu langgekochtem Gemüse, eignen sich aber auch als Suppenbeilage.

Seitan selber machen (Grundrezept)

1 kg Weizenmehl Typ 1050
Wasser für den Teig
8 cm Kombu
4 Scheiben frischer Ingwer
2 Zwiebeln
2 Knoblauchzehen
2 kleine Pastinaken
4 El Gerstenmiso
1 1/2 Liter Wasser

Mehl sieben, mit genug handwarmem Wasser mischen, um einen relativ steifen, aber knetbaren Teig zu erhalten. 7 Minuten gründlich kneten. Dann Teig in einer Schüssel unter lauwarmem Wasser 10–20 Minuten ruhen lassen. Danach den Teig vorsichtig im Einweichwasser kneten, um die Stärke auszuwaschen. Wenn das Wasser dick und milchig ist, wird es zur Seite gestellt (es kann für Saucen, Eintöpfe, Nachtische usw. benutzt werden). Frisches Wasser zum Teig geben und das sanfte Waschen fortsetzen, bis das im Weizen enthaltene Eiweiß (Gluten) in einer grauen gummiartigen Masse zusammenhält. Das Auswaschen unter fließendem Wasser fortsetzen, bis keine Stärke und Kleie mehr herauskommt und man eine reine Eiweißmasse hat. Die gewonnene Eiweißmenge ist abhängig vom jeweiligen Eiweißgehalt des Mehls.
Jetzt muß der Gluten gekocht werden: Wasser im Dampftopf erwärmen, Kombu, Ingwer, große Pastinaken- und Zwiebelstücke, grobgehackten Knoblauch und Miso dazugeben. Gluten in 2 cm große Würfel schneiden, die Stücke in die heiße Brühe legen und unter Druck 45 Minuten kochen. Danach kann der Seitan als Beilage zu Reis, Nudelgerichten, Gemüse und vielen anderen Gerichten serviert werden.

Seitankoteletts

Seitan nach Grundrezept
Teig:
1/2 Tasse Vollweizenmehl
3/4 Tasse Wasser
1/2 El Pfeilwurzelmehl
1/2 Tl Salz
1 Tasse Paniermehl
Sesamöl zum Fritieren

Seitan wie im Grundrezept beschrieben zubereiten, aber nicht in kleine Würfel, sondern in kotelettähnliche Scheiben schneiden und dann kochen. Fertiggekochte Koteletts herausnehmen und abtropfen lassen.

Mehl, Wasser, Pfeilwurzelmehl und Salz zusammenmischen. Die trockenen Koteletts in den Teig tauchen, in Paniermehl wenden und fritieren, bis sie goldbraun und knusprig sind. Diese Koteletts können Sie vorbereiten und im Ofen wieder aufwärmen. Mit Reis und Gemüse servieren.

Seitantopf

2 Tassen Seitan grob geschnitten
1/2 Tasse Zwiebel grob geschnitten
1/2 Tasse Möhren grob geschnitten
1/4 Tasse Sellerie fein geschnitten
1 Knoblauchzehe fein geschnitten
1 Tasse Wasser/Gemüsewasser
1 El Sesam- oder Olivenöl
1–2 El Gerstenmiso
2 El Pfeilwurzelmehl
1 El Tahin
1 Tl Basilikum

Mögliche Einlage:
1–2 Tassen Pilze
1 El Olivenöl
1 El Shoyu

Zwiebeln ca. 2 Minuten anbraten, Gemüse und Wasser hinzugeben, 5–8 Minuten köcheln lassen. Seitan obenauf legen, 5 Minuten weiterköcheln. Je nach Geschmack eine Einlage aus in Olivenöl gebratenen und mit Shoyu gewürzten Pilzen hinzufügen. Mit Miso und Tahin würzen und mit in kaltem Wasser aufgelöstem Pfeilwurzelmehl andicken. Vom Herd nehmen und mit Tahin und Basilikum abschmecken.

Süß-saurer Seitan

2 Tassen Seitanstücke
1 Tasse Möhren
1/2 Tasse Wasser
1 El Umeboshi-Paste
1/2 El Reismalz
1/2 El Reisessig
1 El Pfeilwurzelmehl

Möhren in Würfel schneiden und in 1/2 Tasse Wasser gar kochen. Wasser und Seitan dazugeben und aufkochen lassen. Umeboshi-Paste und Reismalz in Wasser auflösen und unter Rühren zum kochenden Seitan geben. Nach 2 Minuten Essig dazugeben, mit in kaltem Wasser aufgelöstem Pfeilwurzelmehl andicken und mit gehacktem Schnittlauch servieren.

Herbsteintopf

½ Tasse Maronen
1 Tasse Tofu oder Seitan
1 Tasse Lauch, geschnitten
1 Tasse Möhren, geschnitten
1 Tasse frische Pilze
1 Knoblauchzehe
2 El Olivenöl
1 ½ El Miso
Basilikum
1 El Shoyu
2 El Olivenöl

Maronen kreuzförmig einschneiden, einige Minuten kochen, schälen und die braune Haut entfernen. Dann in Scheiben schneiden, anbraten, die Möhren dazugeben und für 10 Minuten auf kleiner Flamme kochen. Pilze mit 2 El Öl anbraten, mit Shoyu würzen, dann mit Lauch und Tofu oder Seitan hinzugeben. Mit Miso und Basilikum würzen und nochmals ca. 10 Minuten köcheln lassen. Mit Reis oder Spaghetti servieren.

Gerichte mit Hülsenfrüchten

Hülsenfrüchte sind eine wichtige Nährstoffquelle, weil sie viel Eiweiß enthalten. Allerdings bekommen viele Menschen davon Blähungen. Dieses Problem läßt sich ganz wesentlich reduzieren, indem man beim Kochen bestimmte Vorkehrungen trifft. Hier ein Grundrezept für Hülsenfrüchte:

So werden Hülsenfrüchte bekömmlich

1 Tasse Hülsenfrüchte
3 ½ Tassen Wasser
¼ Tl Salz
5 cm Kombu

Hülsenfrüchte (Bohnen, Erbsen oder Linsen) waschen und zusammen mit Kombu 8–12 Stunden einweichen. Im Einweichwasser kochen, bis sie ganz weich sind (die Garzeit ist je nach Art der Hülsenfrüchte sehr unterschiedlich und kann bis zu 8 Stunden betragen). Salz hinzugeben und weitere 10–20 Minuten kochen. Die Hülsenfrüchte sollten immer sehr weich sein, sonst verursachen sie starke Blähungen. Die blähende Wirkung kann auch vermindert werden, indem man die Hülsenfrüchte in den ersten

10 Minuten ohne Deckel kocht und/oder vor dem Servieren ½ Tl roh geriebenen Ingwer dazugibt.

Azuki-Kürbis-Gericht

1 Tasse Azuki-Bohnen
4 Tassen Wasser
2 Tassen süße Kürbisstücke
5 cm Kombu
1 El Shoyu

Bohnen 8–12 Stunden einweichen und dann 3 Stunden kochen. Kürbisstücke dazugeben und alles noch 1 Stunde kochen. Mit Shoyu würzen und nochmals 10–15 Minuten köcheln lassen. Wenn Sie das Gericht noch süßer machen wollen, als es ohnehin ist, können Sie mehr Kürbis nehmen.

Variation: Kürbis durch Maronen ersetzen (um die Maronen von der Haut zu befreien, schneidet man sie kreuzförmig ein, gibt sie etwa 10 Minuten in kochendes Wasser und löst dann die weich gewordene Haut ab).

Schwarze Bohnen süß-sauer

1 Tasse Bohnen
5 Tassen Wasser
5 cm Kombu
4 El Reismalz
2 El Shoyu
1 Prise Salz
1 ½ El Pfeilwurzelmehl
Saft einer Zitrone

Bohnen in Wasser mit Salz und Kombu ca. 12 Stunden einweichen. Dann 6–8 Stunden auf kleinster Hitze kochen, bis sie ganz weich geworden sind. Malz, Shoyu und Zitronensaft hinzugeben. Pfeilwurzelmehl in kaltem Wasser auflösen und unter Rühren hinzugeben. Alles noch ein paar Minuten kochen lassen.

Tofu-Gerichte

Der in Asien schon seit langem bekannte Tofu erfreut sich auch hierzulande immer größerer Beliebtheit. Er wird – ähnlich wie Quark aus Milch –

aus Sojabohnen gewonnen, enthält sehr viel Eiweiß und ist je nach Herstellungsmethode mal sehr fest, so daß man ihn gut in Scheiben oder Würfel schneiden kann, mal krümelig, so daß er sich gut für »Rührei« eignet (→ Seite 58), mal cremig (»Seidentofu«), so daß er gut für Nachspeisen und feine Saucen geeignet ist.

Fritierter Tofu

400–500 g Tofu
Öl zum Fritieren

Marinade:
1 Tasse Shoyu
1 Tasse Wasser
1 El Reisessig
1 Knoblauchzehe und/oder
1 Tl geriebener Ingwer

Tofu in Würfel oder Scheiben schneiden, in heißem Öl knusprig fritieren, unmittelbar danach 5 Minuten in die Marinade legen, herausnehmen, abtropfen lassen. Die Würfel passen gut zu Eintöpfen und Gemüsegerichten, die Scheiben schmecken gut auf Brot.

Gebratener Tofu

300–400 g Tofu
2 Tassen geschnittener Lauch
1 Tasse geschnittene Möhren
2–3 Knoblauchzehen
2–3 El Tamari
1 El Sesamöl

Öl in einer Pfanne erhitzen und Gemüse 7–8 Minuten anbraten. Tofu in Würfel schneiden und dazugeben. Tamari darüberträufeln und abgedeckt 5 Minuten schmoren.

Tofu-Eintopf

300–400 g Tofu
2–3 Möhren, in Stäbchen geschnitten
2 Lauchstangen in 1–2 cm breite Stücke geschnitten
100 g Erbsen
4 El Olivenöl
4 El weißer Miso
Saft einer Zitrone
2–3 Knoblauchzehen
1 Prise Salz
Wasser

In Scheiben geschnittene Knoblauchzehen in Olivenöl sautieren. Möhren und Lauch hinzugeben und alles 5–10 Minuten schmoren lassen. Etwas Wasser, 1 Prise Salz und Tofuwürfel dazugeben. Deckel aufsetzen und 10–15 Minuten auf kleiner Flamme köcheln lassen, bis der Tofu fast gar ist, dann die Erbsen dazugeben und weitere 2–3 Minuten köcheln lassen. Weißen Miso in etwas Kochwasser auflösen und das Gericht damit abschmekken, bis es zufriedenstellend salzig schmeckt. Zitronensaft hinzugeben und servieren.

Tofutopf mit fritiertem Tofu

300–400 g Tofu
1 Tasse Steckrüben, in Stäbchen geschnitten
1 Tasse Broccoliröschen
3 Zwiebeln
4 El Miso
Öl zum Fritieren
1 Tasse Wasser
2 El Pfeilwurzelmehl
1 El Reisessig
Petersilie

Marinade für den Tofu:
1 Tasse Wasser
1 Knoblauchzehe
1 Tasse Shoyu

Zwiebelmonde sautieren, bis der scharfe Geruch abgedunstet ist. Steckrübe hinzugeben und ebenfalls sautieren, bis der scharfe Geruch verflogen ist. Dann alles abgedeckt ca. 20 Minuten auf kleiner Hitze köcheln lassen. Wasser/Gemüsewasser und Broccoli hinzufügen und ca. 5–10 Minuten weiterköcheln, bis die Broccoli fast gar sind. Parallel den gewürfelten Tofu in heißem Öl fritieren und danach etwa 20 Minuten in die Marinade aus Shoyu, Wasser und einer ausgepreßten Knoblauchzehe legen. Tofuwürfel abtropfen lassen und in den Eintopf mischen. Mit in etwas Wasser aufgelöstem Miso und Essig abschmecken und mit in kaltem Wasser aufgelöstem Pfeilwurzelmehl andicken. Alles kurz aufkochen lassen und mit Petersilie servieren.

Tofurolle

3/4 Tasse feingekrümelter Tofu
1/4 Tasse feingeriebener Sellerie
1 Blatt geröstete Nori
1 El Miso
Öl zum Fritieren

Tempurateig:
2 El Weizenmehl Typ 1050
1 Tl Pfeilwurzelmehl
1/4 Tl Salz
(Zutaten vermischen und mit Wasser Pfannkuchenteig anrühren)

Nori-Blatt auf eine Sushi-Matte legen. Tofu, Sellerie und Miso vermischen, alles auf dem Nori-Blatt verteilen, so daß unten 1 cm und oben 2 1/2 cm von dem Blatt frei bleiben. Nori-Blatt oben und unten anfeuchten und alles zusammenrollen. Falls etwas an den Seiten herausfällt, mit nassen Fingern in die Rolle zurückstopfen. Die Rolle mit einem nassen Messer in 4–6 Stücke schneiden. Die Enden in Tempurateig tauchen, die Rollen in heißem Öl knusprig fritieren.

Variationsmöglichkeiten: statt Sellerie Möhren, Klettenwurzel, Steckrübe, Zwiebel oder Pastinake verwenden.

Tofu-Mangold-Rolle

Schmale Tofustreifen
1 Blatt Nori geröstet
1 El Shoyu
1 1/2 Tassen kurz gekochter Mangold

Nori-Blatt auf eine Sushi-Matte legen. Den Mangold auf dem Blatt verteilen, so daß oben 1 cm und unten 2 1/2 cm von dem Nori-Blatt frei bleiben. Gleichmäßig Shoyu darübergießen, Tofustreifen quer darüberlegen. Die freigebliebenen Teile des Nori-Blatts anfeuchten, alles mit Hilfe der Matte zusammenrollen.

Variationen: statt Tofu Möhren oder Spargel; statt Mangold Brennessel oder Spinat verwenden.

Tofu-Rührei

1 Tasse feingehackte Zwiebel
1 Tasse in feine Scheiben geschnittene Champignons
3 Tassen zerbröselter Tofu
1 $\frac{1}{2}$ El Shoyu
2–3 El Schnittlauch

Zwiebeln in heißem Öl anbraten, bis der scharfe Geruch abgedunstet ist, Tofu und Champignons hinzugeben. Alles ein paar Minuten unter Rühren auf großer Flamme schmoren, mit Shoyu würzen und mit Schnittlauch servieren.

Tempehgerichte

Tempeh ist ein weiteres Sojabohnenprodukt, das völlig anders gewonnen wird als Tofu und auch ganz anders schmeckt. Kräftig gewürzt kann Tempeh äußerst delikat sein.

Tempeh fritiert und mariniert (Grundrezept)

300 g Tempeh
Sesamöl zum Fritieren

Marinade:
$\frac{1}{2}$ Tasse Wasser
$\frac{1}{2}$ Tasse Shoyu
1 ausgepreßte Knoblauchzehe oder
1 Tl geriebener Ingwer
1 Tl Reisessig

Tempeh in Stücke schneiden und fritieren, bis er goldbraun und knusprig ist. Anschließend 5 Minuten marinieren. Mit Saucen oder in Eintöpfen servieren.

Tempeh fritiert in Reisweinsauce

250–300 g Tempeh
Sesamöl zum Fritieren

Sauce:
2 El Reiswein (Sake)
1/3 Tasse Tamari
2 El Reisessig
2 El warmes Wasser
2 El feingeriebener Meerrettich

Tempeh in Stücke schneiden und fritieren. Saucenzutaten zusammenmischen und über den fritierten Tempeh geben.

Tempeh italienisch

2 Tassen Tempeh fritiert und mariniert (→ Grundrezept Seite 58)
4 Zwiebeln
4 Tomaten
1 El Shoyu
1 El Öl
1 Knoblauchzehe
Oregano

Fein geschnittenen Knoblauch in heißem Öl sautieren. In große Stücke geschnittene Zwiebeln dazugeben und sautieren, bis der scharfe Geruch verflogen ist. Abdecken und ca. 15–20 Minuten im eigenen Saft schmoren lassen. Inzwischen Tomaten kurz in kochendes Wasser geben, schälen, in Achtel schneiden und auf die fertigen Zwiebeln geben. Mit Shoyu würzen und ca. 45 Minuten weiterköcheln lassen. Tempeh dazugeben, vor dem Servieren mit Oregano und eventuell mehr Shoyu abschmecken.

Tempeh mit Sauerkraut

300 g Tempeh fritiert und mariniert (→ Grundrezept Seite 58)
2–3 Tassen Sauerkraut
5 in Halbmonde geschnittene Zwiebeln
1 El Sesamöl
1–2 El Miso
Sesamöl zum Fritieren

Tempeh in Dreiecke schneiden und fritieren, bis er goldbraun und knusprig ist. Inzwischen Zwiebeln in heißem Öl sautieren, bis der scharfe Geruch verflogen ist, dann mit Deckel 15–20 Minuten im eigenen Saft schmoren lassen. Mit Miso würzen, Tempeh-Dreiecke und Sauerkraut schichtweise dazugeben, weitere 5 Minuten auf kleiner Flamme ziehen lassen, alles vorsichtig durchmischen und servieren.

Exotischer Tempeh

2 Tassen fritierter Tempeh
(→ Grundrezept Seite 58)
1 Tasse Lauch
1 Tasse Mais
1/2 Tasse geschnittene grüne Paprika
1/2 Tasse geschnittene rote Paprika
1/2 Tasse feingeschnittene Äpfel
3 El Olivenöl
3 Tassen Wasser oder Gemüsewasser
1 El Shoyu
2 El Reismalz
3 Tl Pfeilwurzelmehl
1/2 Tl Reisessig
1 Prise Curry
1 El Olivenöl

Lauch in Öl anbraten und dünsten lassen. Mais und Paprika separat in wenig Wasser blanchieren. Paprika mit kaltem Wasser abschrecken, Äpfel zum Lauch geben. Wasser/Gemüsewasser dazugeben, mit Shoyu, Essig und Malz würzen, Tempeh und restliches Gemüse dazugeben, aufkochen und mit in kaltem Wasser aufgelöstem Pfeilwurzelmehl andicken. Mit in Öl angebratenem Curry abschmecken. Vor dem Servieren vorsichtig umrühren.

Variationen: Äpfel durch Ananas, Shoyu durch Umeboshi-Paste und Curry durch Safran ersetzen.

Gemüsegerichte

Gemüse schmeckt gut, ist leicht verdaulich und gesund und enthält viel Lebensenergie – besonders wenn es frisch zubereitet wird. Genießen Sie diesen Vorteil bei möglichst vielen Mahlzeiten, und verzichten Sie darauf, Gemüsereste aufzuwärmen. Wenn etwas übrigbleibt, essen Sie es lieber als kalte Beilage, als Sülze oder im Salat.
Ca. 30–40 % des täglichen Essens sollten aus Gemüse bestehen. Darunter sollte regelmäßig, möglichst täglich, grünes Gemüse sein.
Auf den folgenden Seiten stellen wir Ihnen zunächst einige bewährte Zubereitungsformen für Gemüse vor. Danach folgt eine Reihe raffinierter Gemüsegerichte, darunter auch mehrere Rezepte mit Wildgemüse (Brennessel, Huflattich, Löwenzahn). Wildgemüse schmeckt vielleicht zunächst etwas ungewohnt, ist aber sehr energiereich. Viele Wildgemüse enthalten pilzabtötende Substanzen.

Gedämpftes Gemüse

In einen Dämpftopf ungefähr 2 ½ bis 3 cm Wasser füllen. Das geschnittene Gemüse auf den Dämpfeinsatz legen und garen lassen. Salz zum Wasser geben und später – in Maßen – über das Gemüse streuen. Das nährstoffreiche Dämpfwasser kann für Suppen weiterverwandt werden.
Gedämpftes Gemüse ist knackig und schmackhaft. Besonders gut schmekken auf diese Weise: Grünkohl, Möhrengrün, Rettichgrün, Rübengrün, Frühlingszwiebeln, Brunnenkresse, Lauch, Löwenzahnblätter, grüne Bohnen, Erbsen, Mangold, Paprika, Broccoli, Rosenkohl, Zucchini, Wirsing, Blumenkohl, Chinakohl, Kürbis, Möhren, Rettich, Zwiebeln, Mairübchen und Radieschen.

Gemüsesuppe

Gemüse
6 cm Wakame-Alge
Wasser
1 Tl–1 El Miso
(je nach Wassermenge)

Wasser mit Alge zum Kochen bringen, 2–3 verschiedene Gemüsesorten je nach Garzeit nacheinander hinzugeben (Zwiebeln schmecken in fast jeder Kombination gut und geben der Suppe ein würziges Aroma). Wenn alles gar ist, vom Herd nehmen und mit in etwas kaltem Wasser verrührtem Miso würzen. Ein paar Minuten ziehen lassen, servieren.

Blanchiertes Gemüse

Wenn Sie größere Mengen Rohkost nicht gut vertragen, aber dennoch in den Genuß des vollen Mineral- und Vitamingehalts von frischem Gemüse kommen wollen, ist Blanchieren die ideale Methode. So wird's gemacht: Das Gemüse in feine Streifen oder kleine Stücke schneiden. 2 Tassen Wasser mit 1 Prise Salz zum Kochen bringen, das Gemüse einlegen, die Temperatur halten. Wenn das Wasser wieder zu kochen beginnt, das Gemüse eine bis höchstens drei Minuten garen, dann mit Schaumlöffel herausholen. Es kann jetzt warm serviert oder unter fließendem kaltem Wasser abgespült werden (dadurch bleibt die frische grüne Farbe erhalten). Wasser für Suppe aufbewahren.
Besonders gut schmecken blanchiert: Grünkohl, Rettichgrün, Möhrengrün, Rübengrün, Löwenzahnblätter, Lauch, Brunnenkresse, Broccoli, Wirsing, Weißkohl, Rettich, Chinakohl und Möhren.

Gekochtes Gemüse

Gekochtes Gemüse ist geeignet bei natriumarmem Kochen, bei Herz- und Nierenleiden und für kleine Kinder, die wenig Salz brauchen. Bei den meisten Gemüsesorten braucht man nur wenig Salz ins Kochwasser zu geben, denn Gemüse enthält natürliche Salze. Zellulosereiche Gemüse allerdings werden besser verdaulich, wenn man sie in Salz kocht. Experimentieren Sie selbst, wie das Gemüse Ihnen am besten schmeckt und bekommt. Kochen Sie das Gemüse nicht zu weich, sondern gerade noch bißfest.

2 Tassen Wasser
2 Tassen Blumenkohl
1 Prise Salz
4–5 cm Kombu

Wasser zum Kochen bringen, Salz und Gemüse dazutun, auf kleiner Hitze 5–8 Minuten gar kochen lassen. Bei salzarmem Kochen kann man statt Salz 4–5 cm Kombu ins Wasser legen. Das Gemüsewasser kann man für eine Suppe aufheben, die Kombu-Alge kleinschneiden und in Suppen oder Eintöpfen weiterverwenden.
Besonders gut schmecken gekocht: Rosenkohl, Weißkohl, Blumenkohl, Kürbis, Möhren, Rettich, Zwiebeln, Mairübchen, Steckrüben, Schwarzwurzeln.

Lang gekochtes Gemüse

Langes Kochen macht Wurzelgemüse noch süßer und befriedigt unseren natürlichen Drang zum Süßen. So wird's gemacht: Öl im Topf mit schwerem Deckel erhitzen (nicht zu stark, das Öl darf nicht rauchen), dazu das Wurzelgemüse (Möhren, Pastinaken, Petersilienwurzel, Kürbis, Steckrüben, Sellerie) in größere Stücke geschnitten hinzugeben, gut umrühren, so daß das Gemüse mit einem Ölfilm überzogen wird. Deckel auflegen und Hitze sehr klein stellen. 5–6 Minuten köcheln lassen, dann umrühren. Jetzt hat sich unten Wasser gesammelt, in dem das Gemüse weiterköchelt, bis es gar ist. 10 Minuten vor dem Servieren mit etwas Shoyu oder Miso würzen (Vorsicht: Das Gericht sollte süßlich schmecken, nicht zu stark salzen).

Geschichtetes Gemüse

Diese Kochweise dauert etwas länger, verleiht dem Gemüse einen delikaten, etwas süßeren Geschmack und macht das Gericht besonders stärkend und vitalisierend. Hier ein Beispiel – alternativ können Sie je nach Geschmack andere Gemüsesorten nehmen. Geschichtet schmecken besonders gut: Frühlingszwiebeln, Mairübchen, Möhren, Lauch, Rosenkohl, Kürbis, Rettich, Zwiebeln.

1 Tasse grob geschnittener Lauch
1 Tasse grob geschnittener Rettich
1 Tasse grob geschnittener Kürbis
1 Tasse grob geschnittene Möhren
8–10 cm Kombu
1/2 bis 3/4 Tasse Wasser
1 Prise Salz
1 Tl Tamari

Die eingeweichte Kombu-Alge in einen schweren Topf mit Deckel legen und mit Wasser bedecken. Gemüse in der Reihenfolge des Rezepts übereinanderschichten, Salz darüberstreuen und bedeckt aufkochen lassen. Hitze klein stellen und die Mischung 15–30 Minuten, je nach Art und Stückgröße der Gemüse, köcheln lassen. Während des Kochens nicht umrühren. Wenn das Gemüse gar ist, Tamari darübergeben und den Topf mit geschlossenem Deckel durchschütteln. Kombu herausholen und fein geschnitten mit dem Gemüse zusammen servieren oder für eine Suppe aufheben. Die Flüssigkeit kann getrunken werden, sie schmeckt normalerweise sehr süß.

Gebackenes Gemüse

Eine einfache und schnelle Art, Gemüse zuzubereiten, die sich besonders für festes Gemüse eignet. Das Gemüse schmeckt dabei oft süßlich, wirkt wärmend und ist gut für den Kreislauf. Besonders gut schmecken auf diese Weise zubereitet Steckrüben, Schwarzwurzeln, Sellerie, Mairübchen, Zwiebeln, Möhren, Rosenkohl und Lauch.

4 Möhren
4 kleinere Zwiebeln
1/2 Steckrübe
5 cm Kombu
1/2 Tasse Wasser
1 Tl Gerstenmiso
1 Prise Salz

Die eingeweichte Kombu in eine feuerfeste Glasschale mit Deckel legen. Möhren der Länge nach, Zwiebeln in Viertel, die Steckrübe in größere Vierecke schneiden und dazugeben. Miso und Salz in Wasser auflösen, über das Gemüse gießen, zudecken, bei 200 °C 1–1 1/4 Stunden backen, nach Geschmack mit frischen Kräutern würzen.
Die Reste dieses Gerichts eignen sich gut als Grundlage für Gemüseaufstriche.

Variation: Einige frisch ausgegrabene wilde Wurzeln zu dem Gemüse geben, zum Beispiel von Löwenzahn, Klettenwurzel oder Distel – Pflanzen, die man in Gärten, Wäldern und auf Wiesen oft findet.

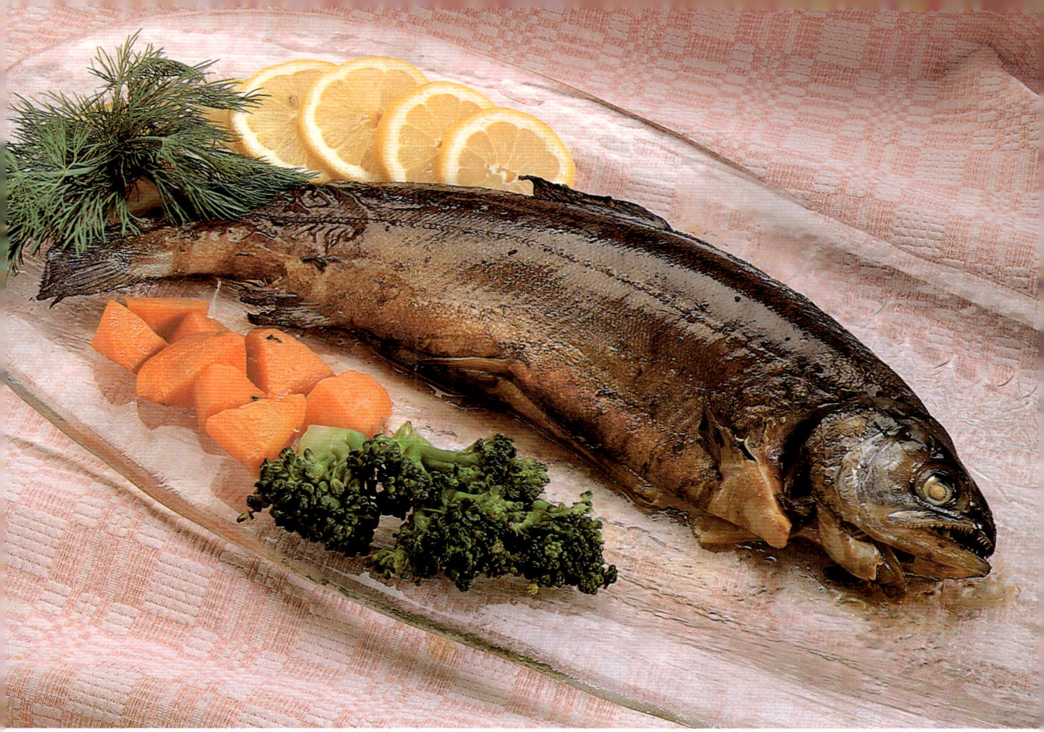

Gebackene Forelle

Brote: links helles Sauerteigbrot, rechts Roggenbrot; Schüsselchen mit Getreide von links: gekochter Mais, gekochter Wildreis, gekochter Reis; auf dem Brett: Mochis

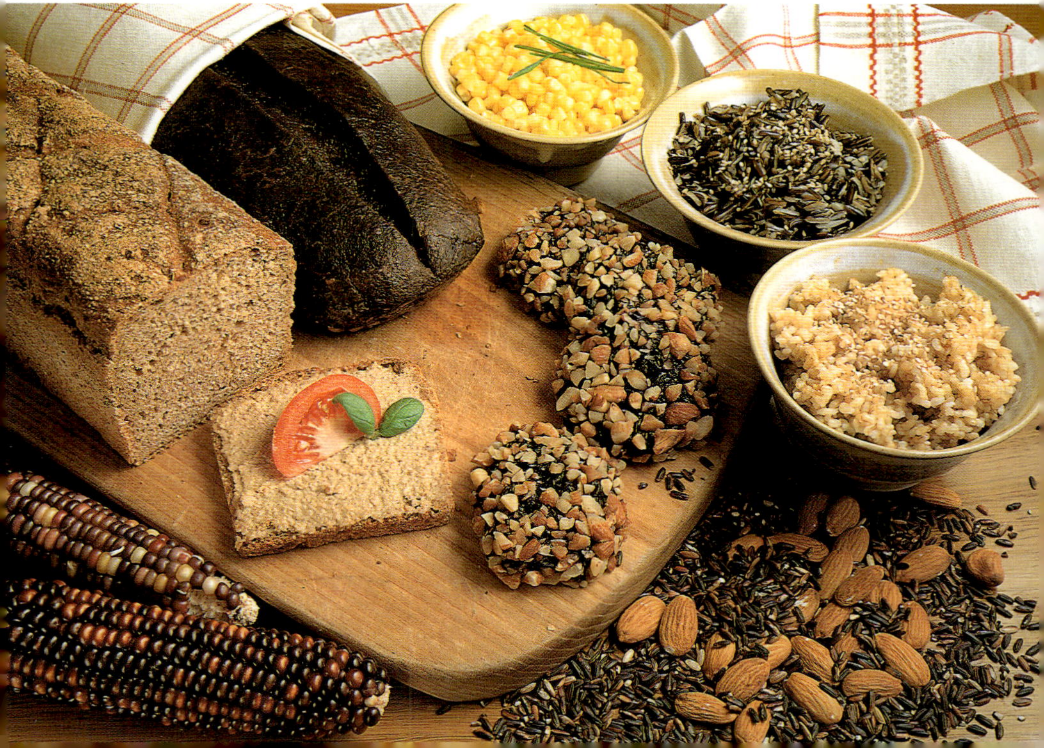

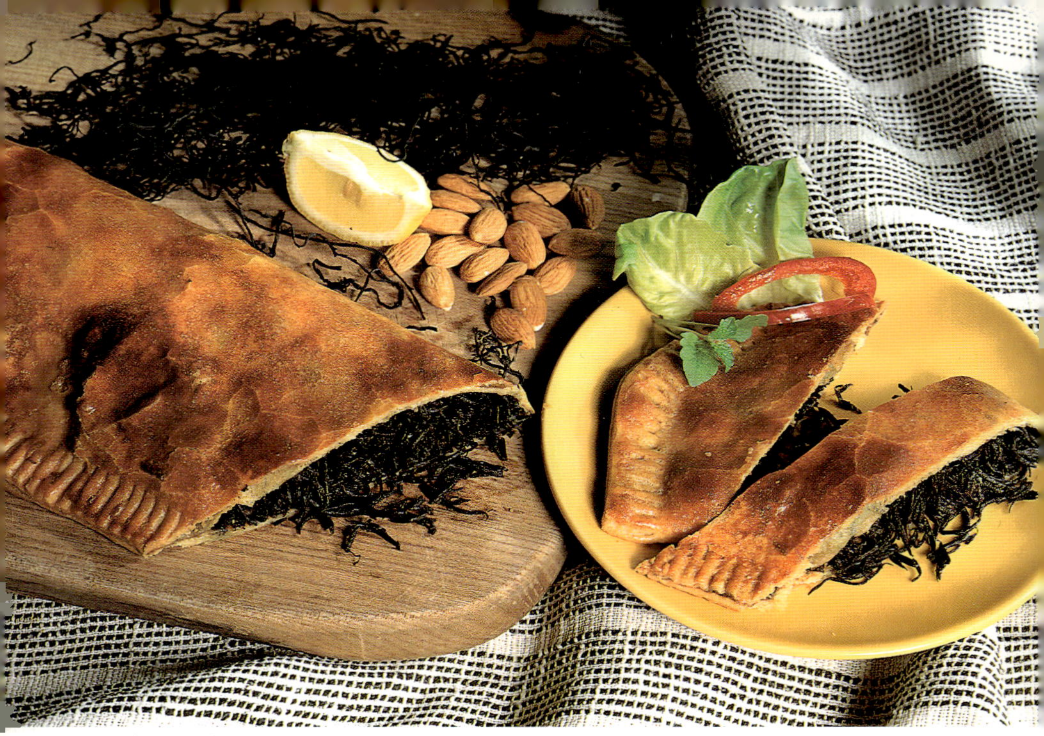

Arame-Rolle

Oben von links: Apfelkuchen, Schokoladenpudding, Kuchen mit gemischten Früchten; unten von links: Erdbeercreme, Blaubeersuppe

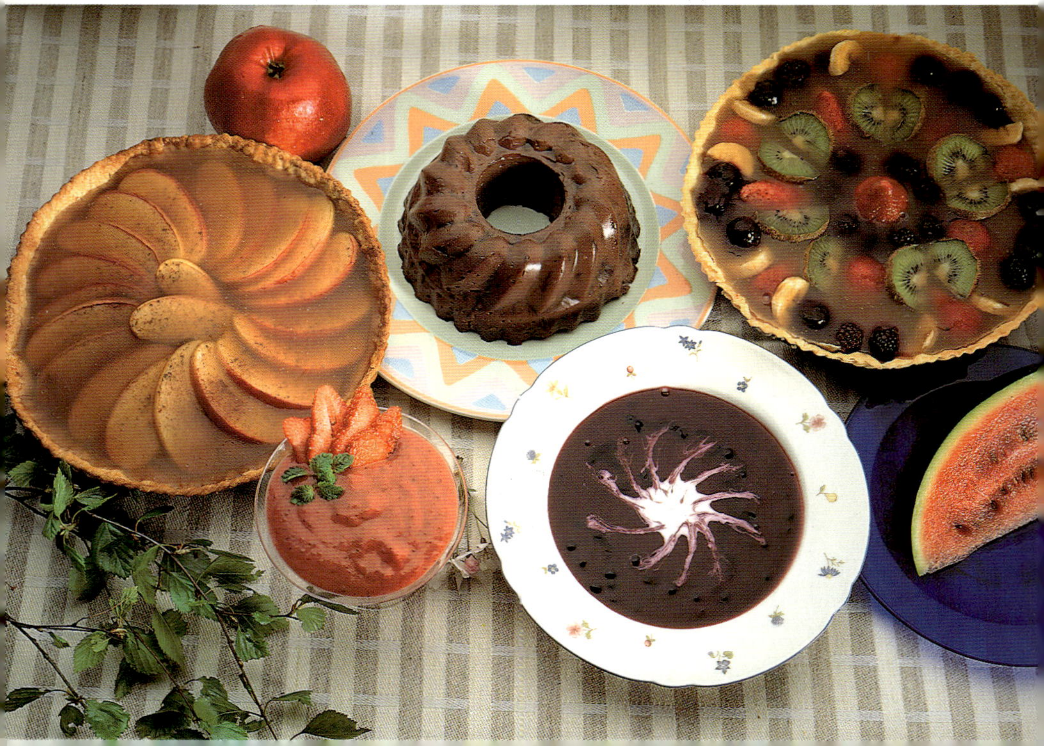

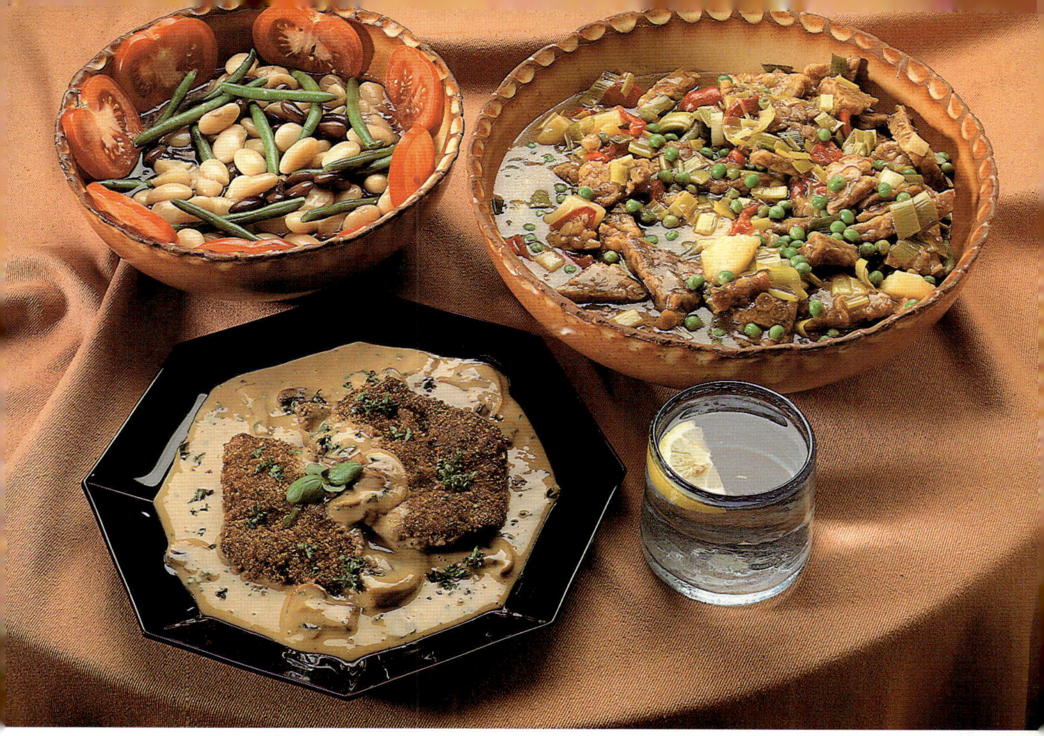

Oben von links: gemischter Bohnensalat; exotischer Tempeh-Eintopf; unten: Seitanschnitzel mit Pilzsauce

Oben: Möhren – Rote Bete-Salat, frischer grüner Salat; unten: Gurkensalat süßsauer

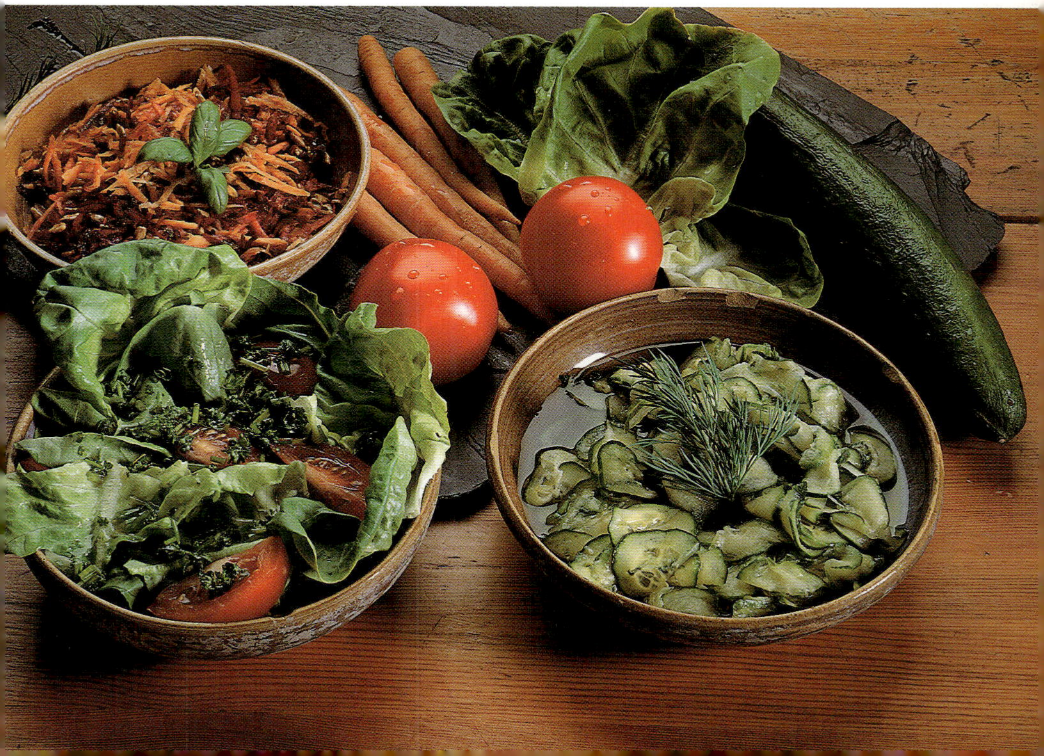

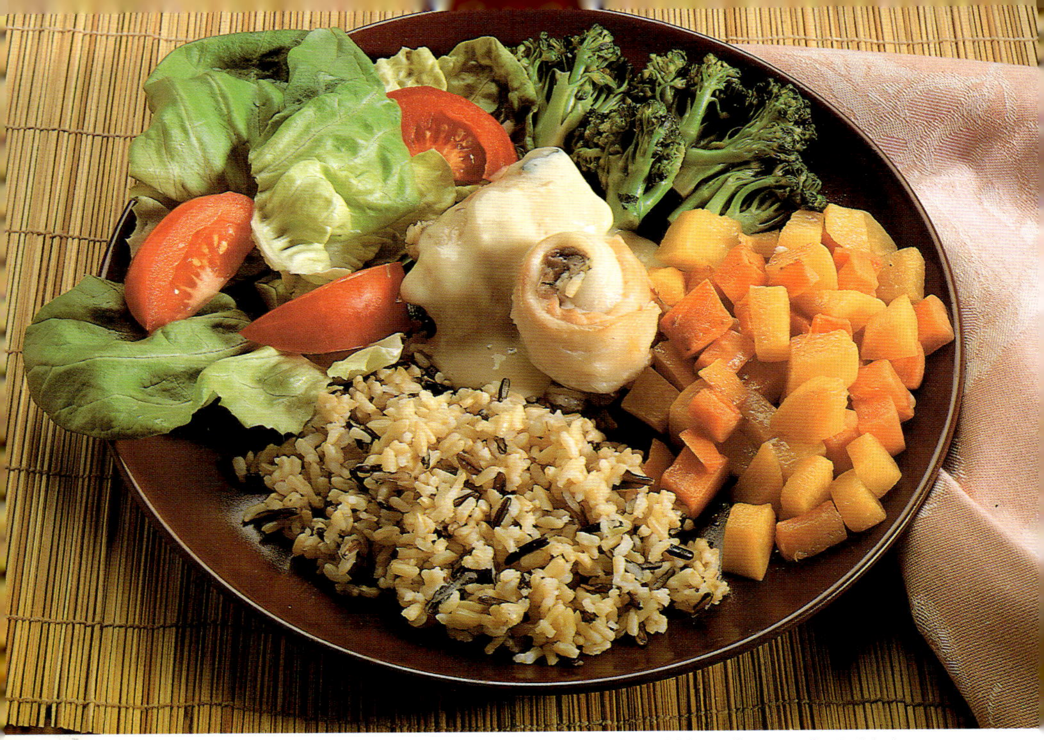

Reis mit Wildreis, gekochter Broccoli, lang gekochter Wurzeleintopf mit Möhren und Steckrüben, Fischrolle mit Räucherlachsfüllung und Meerrettichsauce

Gemüseplatte. Außen: Erbsen, Broccoli, Mais, Möhren, Brechbohnen, Kohl, Rettichstäbchen, Blumenkohl, dänische rote Bete; in der Mitte: fritierte Zwiebelringe

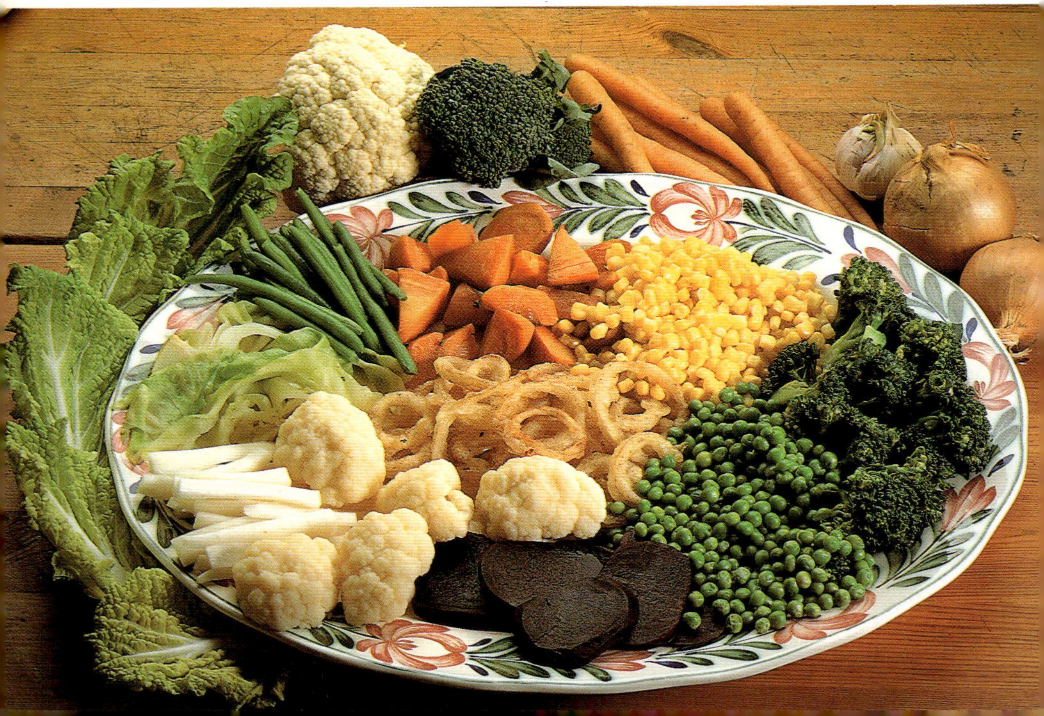

Gedünstetes Gemüse

In Öl gedünstet ist Gemüse sättigender, gibt mehr Energie und ist besonders zur kalten Jahreszeit oder für Leute geeignet, die viel körperliche Arbeit leisten. Zuviel öliges Gemüse allerdings ist schwer verdaulich und kann Haut und Haare fettig machen. Gedünstet schmecken besonders gut: Steckrüben, Schwarzwurzeln, schwarzer und roter Rettich, Selleriewurzeln, Mairübchen, Zwiebeln, Möhren, Klettenwurzeln, Rosenkohl, Weißkohl und Lauch. Als Öl eignen sich besonders kaltgepreßtes Sesam-, Maiskeim- oder Olivenöl. Zum Beispiel:

1 Tasse geschnittene Zwiebeln
1 Tl Sesamöl
1 Tl Tamari

Öl in schwerem Topf erwärmen, die Zwiebeln dazugeben, ein paar Minuten ohne Deckel dünsten lassen. Dann Deckel aufsetzen und auf kleiner Flamme weiterdünsten. Tamari hinzugeben und warm servieren. Statt Tamari kann man auch Miso und frische Kräuter oder frisch geriebenen Ingwer zum Würzen verwenden.

Fritiertes Gemüse

Zur kalten Jahreszeit und wenn wir schwer körperlich arbeiten, brauchen wir mehr Fett. Auch Kinder, Schwangere und stillende Mütter haben einen erhöhten Fettbedarf.
Fritiertes Gemüse enthält sehr viel Fett, wirkt stärkend und wärmend, ist allerdings im Übermaß schwer verdaulich und kann die Haut fettig machen. Zum Fritieren besonders geeignet sind: Löwenzahnblätter, Brunnenkresse, Lauch, Blumenkohl, Kürbis, Zucchini, Klettenwurzeln, Möhren, Lotuswurzeln, Zwiebeln, Mairübchen, Sellerie, Löwenzahnwurzeln, Schwarzwurzeln, Steckrüben, Pastinaken, Champignons, Paprika, Brennnesseln, Ingwer und Topinambur. So gehen Sie vor:

Teig
1 Tasse Weizenmehl
1 El Pfeilwurzelmehl
1 Prise Salz
ca. 1 Tasse Wasser

Gemüse zum Fritieren, z.B.:
1 ½ Tassen Zwiebelringe
1 Tasse Möhrenstifte
Öl zum Fritieren: Sesam-, Sonnenblumen- oder Distelöl

Öl erhitzen, Mehl, Salz, Pfeilwurzelmehl und Wasser zusammenmischen, so daß ein dicker Pfannkuchenteig entsteht. Gemüse in den Teig tauchen, wenn das Öl die richtige Temperatur hat (→ Seite 26), hineinlegen, goldbraun und knusprig fritieren, zum Abtropfen auf saugfähiges Papier legen. Die folgenden Saucen helfen, das ölige Essen besser zu verdauen:

Sauce Nr. 1
1/2 Tasse feingeriebener weißer Rettich
1 Tl feingeriebener Ingwer
1/4 Tasse Tamari
1/4 Tasse Wasser

Sauce Nr. 2
1/3 Tasse Tamari
1–2 El Senf oder Meerrettich
2/3 Tasse warmes Wasser
1 El gehackter Knoblauch oder
1–2 El roh geriebene Zwiebel

Zutaten mischen und mit fritiertem Gemüse servieren.

Brennessel-Piroschki (gefüllte Teigtaschen)

1 Tasse Weizenmehl
1/4 Tasse Öl
1 Prise Salz
10 Tassen Brennesselblätter
Öl zum Fritieren
1/4 Tasse Wasser

Sauce:
1/3 Tasse Tamari
1/3 Tasse warmes Wasser
1 El geriebener Ingwer

Teig aus Mehl, Öl, Salz und Wasser mit Gabel mischen, kneten, kalt stellen. Inzwischen die an einer sauberen Stelle geschnittenen Brennesselblätter 3–5 Minuten dämpfen und abkühlen lassen. Teig ausrollen, mit einer Tasse Kreise ausstechen. Öl erhitzen, die runden Teigstücke mit Brennesselblättern belegen und zu Halbmonden schließen. Mit einer Gabel den Teig verschließen und einmal durchstechen. In einer Pfanne Öl erhitzen, die Teigtaschen knusprig braun backen und auf saugfähigem Papier abtropfen lassen. Sauce zusammenmischen und dazu servieren.

Broccoli mit Dip

3 Tassen Broccoli
½ Tasse Wasser
1 Prise Salz

Dip:
3 El Erdnußbutter ohne Zucker
2 El Wasser
2 El Shoyu
2 El Zitronensaft
1 Zehe gepreßten Knoblauch

Wasser mit Salz aufkochen, Broccoli 2–3 Minuten mit Deckel kochen. Die Broccoli müssen noch kräftig grün und bißfest sein (mit Holzstäbchen testen), verkocht sind sie kein Genuß mehr. Die Zutaten für den Dip zusammenmischen und alles sofort servieren.

Fritierte Huflattichblüten

Teig:
5 Blüten pro Person
1 Tasse weißes Mehl
1 El Pfeilwurzelmehl
ca. 1 Tasse kaltes Wasser
1 Prise Salz
Öl zum Fritieren

Dip:
⅓ Tasse Shoyu oder Tamari
⅔ Tasse Wasser
Knoblauch oder Ingwer

Einen nicht zu dicken Pfannkuchenteig zubereiten, Blüten in den Teig tauchen und goldbraun und knusprig fritieren. Auf saugfähigem Papier abtropfen lassen. Das Fritierfett ist leichter verdaulich, wenn man die Huflattichblätter mit dem Dip serviert.

Kohlrouladen

4 große Weißkohlblätter
1 Prise Salz
2 Tassen gekochte Kichererbsen
1 gehackte Zwiebel
1 Tasse Sellerieblätter
1 El gehacktes frisches Basilikum
oder 1 Tl getrocknetes Basilikum
1 El Sesam- oder Maiskeimöl
1 El Tamari

Wasser zum Kochen bringen, leicht salzen und die sauberen Kohlblätter 3–4 Minuten kochen. Blätter herausnehmen und abkühlen lassen. Kichererbsen pürieren, mit fein gehackten Sellerieblättern, Zwiebeln, Tamari und Basilikum würzen. Die Masse in die kalten Blätter füllen und mit Baumwollfäden zubinden. Die Rouladen in wenig Öl dünsten, bis sie eine goldene Farbe annehmen.

Mamma Rosas Kohl

1/2 Kopf Weißkohl
2 Knoblauchzehen
2 Zwiebeln
1/2 Tasse Rosinen
2 El Olivenöl
2 Lorbeerblätter
2 El getrockneter Thymian
1 El Umeboshi-Paste oder
1 1/2 El Reisessig

Weißkohl in Streifen schneiden. Feingehackten Knoblauch und dünn geschnittene Zwiebeln in Olivenöl andünsten. Dann Weißkohl, Rosinen und Lorbeerblätter dazugeben. Alles zusammen 15 Minuten köcheln lassen. Danach umrühren. Mit Thymian und Umeboshi-Paste abschmecken.

Maiskolben mit Sauce

4 Maiskolben, am besten mit Blättern
1 Prise Salz

Sauce:
1 El Umeboshi-Paste
1 1/2 El Reismalz
2 El Reiswein (Sake)

Maiskolben in etwas Wasser mit Salz ca. 15 Minuten weichkochen. Der Geschmack wird kräftiger, wenn die Kolben in den Blättern gekocht werden. Saucenzutaten vermischen und vorsichtig in einem kleinen Topf ca. 5 Minuten lang unter Rühren zusammenkochen. Gekühlt zu den warmen Maiskolben servieren. 1 El Maiskeimöl macht die Sauce etwas schwerer.

Möhrensaft mit Löwenzahn

4 große Möhren

2 Löwenzahnpflanzen mit Wurzeln und Blättern

Zutaten zerkleinern und in einen Gemüseentsafter geben, den (besonders enzymreichen) Saft mit etwas Zitronensaft servieren.

Rettich in weißem Miso

1 mittelgroßer Rettich
3 El weißer Miso

½ Tasse Wasser
Brunnenkresse

Rettich in diagonale Stücke schneiden, Wasser und weißen Miso mischen und den Rettich darin ca. 15 Minuten kochen. Mit Kresse dekorieren.

Dänische rote Bete

4 rote Bete
2 Tassen Apfelsaft
1 Prise Salz

3 El Reisessig
4 Gewürznelken

Rote Bete waschen und in Scheiben schneiden. Mit Apfelsaft, Essig, Salz und Nelken ca. ¾ Stunde gar kochen.

Rotkohl

1 kleiner Rotkohl
1 El Öl
1 Prise Salz

1 Tasse Apfelsaft
½ Tasse Rosinen
evtl. Reisessig und Nelken

Feingeschnittenen Rotkohl in Öl leicht andünsten. Apfelsaft mit einer Prise Salz zum Kochen bringen, Rosinen und Kohl darin weichkochen. Eventuell mit Reisessig und gemahlenen Nelken nachwürzen.

Gebackenes und Aufläufe

Azuki-Bohnen Boston

1 Tasse Azuki-Bohnen
3 ½ Tassen Wasser
5 cm Kombu
1 fein gehackte Zwiebel

Dressing:
2 El Malz
2 El Olivenöl
1 El Shoyu
3 El Essig
2 El Senf

Bohnen 8–12 Stunden einweichen und ca. 3–4 Stunden gar kochen. Kochwasser absieben. Dressing-Zutaten zusammenmischen und mit feingehackter Zwiebel unter die Bohnen mischen. Alles in eine geölte Auflaufform geben und ca. 1 Stunde im Ofen backen.

Broccoligratin

4 Tassen Broccoli, bißfest gekocht
1 Paket Seidentofu
1 Tl Basilikumpaste
3 El weißer Miso
2 El Olivenöl
2 El Reisessig oder Zitronensaft

Tofu, Olivenöl, Miso, Essig und Basilikumpaste im Mixgerät mixen, dann die Broccolistücke in eine geölte Form legen und mit der Mischung übergießen. Bei 200 °C 20–30 Minuten backen.

Christels Pizza

Teig:
4 Tassen Vollkornmehl
⅛ Tl Salz
1 Tasse Öl
1 Tasse kaltes Wasser

Belag:
4 Tomaten
3 Zwiebeln
4 El Gerstenmiso
Öl
Oregano oder Thymian

Die Teigzutaten zu einem Teig vermischen, verkneten und mit dem Nudelholz ausrollen. Auf ein Backblech legen und bei 200 °C 20–30 Minuten backen lassen. Gemüse waschen und schneiden. Zwiebeln in Öl in einem Topf anbraten, Tomaten dazugeben, alles 30 Minuten kochen lassen. Mit Gerstenmiso und Kräutern abschmecken. Die Sauce über den gebackenen Teig geben. *Variationen:* angebratene Pilze, gekochten Mais, angebratenen Seitan oder Peperoni dazugeben.

Fischgratin

150 g Lachsfilet
150 g Heilbuttfilet
150 g Krabben
2 El Olivenöl
2 El weißer Miso
½ Packung Seidentofu
Shoyu
2 El Zitronensaft
1 Tl Basilikumpaste oder Meerrettich
frischer Dill

Die Lachsfilets einseitig dünn mit Shoyu bestreichen und in eine geölte Auflaufform geben, so daß der Lachs die unterste Schicht bildet. Tofu mit Olivenöl, weißem Miso, Zitronensaft, Basilikumpaste, Dillstielen und Krabben pürieren und auf den Lachs geben. Den weißen Fisch obenauflegen, ebenfalls mit Shoyu beträufeln und mit grob gehacktem Dill dekorieren. Bei 200 °C 45 Minuten gar backen.

Seidentofu-Auflauf

2 Pakete Seidentofu
1 Tasse feingeschnittene Champignons
1 Tasse feingeschnittener Lauch
4 El Olivenöl
4–5 El weißer Miso
3 El Reisessig
1 Tl Basilikumpaste

Lauch und Pilze anbraten und in eine geölte Backform legen. Tofu, Öl, Miso, Essig und Basilikumpaste im Mixer pürieren und alles über den Lauch und die Pilze geben. Auflauf 45–60 Minuten bei 200 °C backen.

Variationen: Statt Pilzen und Lauch kann man verwenden: Spaghetti mit Erbsen und Möhren, Blumenkohl mit Zwiebeln oder Broccoli mit Lauch.

Tofugratin

300–400 g Tofu
3 große Zwiebeln
1 El Basilikumpaste
6 El Miso
4 El Olivenöl
1 ½ El Umeboshi-Paste

Zwiebeln feinschneiden und Tofu pürieren. Alle Zutaten gut vermischen und in eine geölte Backform drücken. Ca. 1 Stunde bei 200 °C goldbraun backen.

Variationen: den Tofu zur Hälfte durch Seidentofu oder durch einen weichgekochten, pürierten Blumenkohl ersetzen (die letztgenannte Mischung macht den Auflauf saftig und leicht).

Gemüsegratin

150 g Tofu
100 g Seidentofu
2 El Olivenöl
3 El weißer Miso
2 El Reisessig
1 El Basilikumpaste
gehackte Petersilie
4 Tassen Gemüse, z.B. Blumenkohl, Broccoli, Zwiebeln, Lauch, Mais
Öl
1 Prise Salz

Gemüse schälen und schneiden. Zwiebel und Lauch anbraten, bis der stechende Geruch verflogen ist. Übriges Gemüse dämpfen, bis es bißfest ist. Tofu mit den Händen zerbröseln, mit Seidentofu verfeinern, mit weißem Miso und Basilikumpaste abschmecken (nicht zu salzig machen, denn der Geschmack wird beim Backen noch intensiver). Gemüse in einer geölten Backform verteilen und die Sauce darübergießen. Ofen auf 200 °C heizen und das Gratin ca. 1 Stunde backen lassen, bis die Oberfläche golden wird. Mit frischer Petersilie servieren.

Gemüsekuchen

Teig:
1 Tasse Mehl
$\frac{1}{4}$ Tasse Wasser
$\frac{1}{3}$ Tasse Maiskeimöl
1 Prise Salz

Füllung:
3 Tassen Gemüse, z.B. Broccoli, Mais, Zwiebeln, Lauch, Blumenkohl etc.

Topping:
250 g Seidentofu
5 El Sojasahne
3 El weißer Miso
2 El Olivenöl
2 El Reisessig
1 Tl Basilikum
zum Bestreuen: *gehackte Petersilie*

Teigzutaten vermischen. Teig dünn ausgerollt auf ein geöltes Backblech legen, Ecken festdrücken, Überstehendes entfernen, mit der Gabel kleine Löcher hineinstechen, bei 200 °C goldbraun backen lassen. Gemüse dünsten (Zwiebeln und Lauch vorher anbraten, um den stechenden Geruch entweichen zu lassen). Alle Zutaten für das Topping vermischen. Das Gemüse auf dem Kuchen verteilen, das Topping darübergießen und nochmals bei 200 °C ungefähr 20 Minuten backen. Mit frisch gehackter Petersilie dekoriert, sieht dieses Gericht ebenso wunderbar aus, wie es schmeckt.

Kürbis gebacken

350 g Kürbis
ca. $\frac{1}{2}$ Knoblauchzehe
Shoyu

Kürbis in ca. 3 cm breite Streifen schneiden, auf ein geöltes Backblech legen, mit Shoyu beträufeln, gequetschten Knoblauch gleichmäßig darüber verteilen. Ofen auf 200 °C aufheizen und den Kürbis 30 Minuten backen.

Möhrenauflauf

5 große Möhren
1 Zwiebel
1 Knoblauchzehe
$\frac{1}{3}$ l Sojamilch
2 El Salz
1 Tl Zimt

Möhren feinschneiden, Zwiebeln in Würfel schneiden, Knoblauchzehe mit einer Knoblauchquetsche zerdrücken, alles in eine geölte Backform geben. Sojamilch, Salz und Zimt vermischen und über die Gemüse gießen. Ca. 30–40 Minuten bei 200 °C backen, in der letzten Viertelstunde mit Alufolie abdecken.

Lauchkuchen

Teig:
1 Tasse Weizenmehl
1 Prise Salz
1/3 Tasse Öl
1/4 Tasse kaltes Wasser

Füllung:
3 Stangen Lauch
1 El Öl
1 El Pfeilwurzelmehl
1 El Tahin
3 El feingehackte rote Paprika
1 El frisch gehacktes Basilikum
3/4 Tasse Wasser
1–2 El Tamari

Mehl, Salz, Öl und Wasser zu einem Teig verarbeiten. Mit der Gabel mischen und 20 Minuten kühl stellen. Backofen auf 250 °C vorheizen. Teig ausrollen und eine Springform damit auslegen. Geschnittenen Lauch und Paprika in Öl anbraten. Wasser und Tamari dazugeben, gar kochen lassen. Aufgelöstes Pfeilwurzelmehl und Tahin mit Wasser mischen und die Lauchringe unter Umrühren beimischen. Nach 2 Minuten vom Feuer nehmen und mit Paprika oder Basilikum würzen. Die Mischung auf den vorgebackenen Kuchenboden füllen und warm servieren. Mit feingehacktem Schnittlauch garnieren.

Sonnen-Blumenkohl

1 kleiner Blumenkohl
1 Prise Salz
1 Tasse Sonnenblumenkerne
1 El Tamari
gehackte Petersilie
1 Tasse Gemüsewasser
1 Tl Pfeilwurzelmehl
geriebener Ingwer oder Muskat

Kohl gut waschen, mit einer Prise Salz und etwas Wasser gar kochen. Backofen auf 250 °C stellen, Sonnenblumenkerne in einer trockenen Pfanne rösten. Sonnenblumenkerne mit Gemüsewasser und Tamari im Mixer pürieren, danach aufkochen lassen, in kaltem Wasser aufgelöstes Pfeilwurzelmehl unter Rühren beimischen und einige Minuten kochen lassen. Mit Ingwer und Muskat abschmecken. Kohl in eine Auflaufform legen, Sauce darübergießen, 15 Minuten im Backofen überbacken. Mit frisch gehackter Petersilie garnieren.

Zucchini gebacken

2 mittelgroße Zucchini
2 El Reisessig
6 El weißer Miso
Knoblauch, Senf oder Dill

Zucchini waschen und der Länge nach in Hälften schneiden. Miso, Essig und Knoblauch, Senf oder Dill vermischen, über die Zucchini streichen und ca. 20 Minuten bei 200 °C backen. Besonders appetitlich sehen die Zucchini aus, wenn man sie mit dem Messer wie kleine Fische zuschneidet: hinten eine geteilte Schwanzflosse, vorne Auge und Maul.

Algengerichte

Algen, das »Meeresgemüse«, sind sehr mineralreich und eignen sich aufgrund ihres Salzgehaltes und ihres würzigen Geschmacks hervorragend zum Verfeinern von Speisen. Gerade Candida-Betroffene sollten auf Algen nicht verzichten, weil sie aufgrund der gestörten Darmflora sehr oft unter Nährstoffmangel leiden.
Manche Algen haben einen intensiven Eigengeschmack. Experimentieren Sie deshalb vorsichtig mit den Mengen und probieren Sie aus, welche Algensorten Ihnen besonders schmecken.

Arame-Grundrezept

1 1/2 Tassen Arame
1 Tasse Wasser
1 El Öl
1 El Shoyu

Arame ca. 45 Minuten einweichen. Dann aus dem Wasser nehmen, in Öl anbraten und ohne Deckel ca. 30 Minuten kochen, bis sie süßlich zu riechen beginnen (falls die Algen zu trocken werden, zwischendurch etwas Wasser hinzugeben). Shoyu hinzugeben und mit Deckel 10 Minuten weiterkochen. Geschmack prüfen und eventuell mit etwas mehr Shoyu abschmecken. Noch ca. 5 Minuten kochen lassen.

Variationen

1/2 Tasse geschälte Mandeln (in Stäbchen geschnitten)
1 El feingeschnittener grüner Lauch

In den letzten 5 Minuten Mandeln und Lauch zur Arame geben.

1 El Schnittlauch
3 El ungesüßter Senf

Arame zum Schluß mit Senf und Schnittlauch abschmecken.

Süßsaure Arame mit Möhren

1 ½ Tassen Arame trocken
1 Tasse Wasser
2 Tassen Möhren, in Stifte geschnitten
1 El Shoyu
2 El Reisessig
1 El Reismalz

Arame nach Grundrezept zubereiten, aber die letzten 20–25 Minuten Shoyu, Reisessig und Reismalz dazugeben und die Möhrenstifte obenauf legen. Kurz vor dem Servieren alles vermischen.

Arame mit Shiitake

1 ½ Tassen Arame trocken
1 Tasse Wasser
4 eingeweichte, getrocknete Shiitake-Pilze
1 El Öl
1 El Shoyu

Die Pilze feinschneiden und in erhitztem Öl leicht anbraten. Algen dazugeben und weiter nach Grundrezept verfahren.

Palmas Aramerolle

Teig:
1 Tasse feines Weizenmehl
1 Prise Salz
1 El geriebene Zitronenschale
¼ Tasse Maiskeimöl
¼ Tasse Wasser

Füllung:
1 ½ Tassen Arame
1 Tasse Wasser
1 ½ El Shoyu
1 El Öl

Arame einweichen. Alle Zutaten für den Teig mit einer Gabel vermischen, zusammenkneten, kühlstellen. Arame nach Grundrezept zubereiten und abtropfen lassen. Den Teig rechteckig ausrollen, Arame darauflegen, zusammenrollen, Enden mit der Gabel fest verschließen. Mit der Gabel Löcher in die Rolle stechen und bei 200–225 °C ca. 40–60 Minuten backen, bis die Rolle goldbraun ist.

Hafer-Dulse-Brei

1 Tasse Hafer
1/4 Tasse Rosinen
1/4 Tasse Dulse
3 Tassen Wasser

Hafer in einem Sieb waschen und mit Wasser und Rosinen aufkochen lassen. Inzwischen Dulse waschen, mit einer Schere in Stücke schneiden und zum Hafer geben. Alles ca. 1 Stunde auf kleiner Flamme kochen.

Hiziki mit Knoblauch und Mandeln

1 1/2 Tassen trockene Hiziki
2 Tassen Wasser
1 El Shoyu
1 El Öl
2 Knoblauchzehen
3 El gehackte und geröstete Mandeln

Hiziki ca. 1 Stunde in Wasser einweichen. Dann Algen aus dem Wasser in ein Sieb heben und abspülen. Dieser Vorgang entfernt den starken Eigengeschmack von Hiziki und macht sie für viele Menschen schmackhafter. Das Öl erhitzen, Hiziki leicht anbraten, feingehackten Knoblauch dazugeben, auf kleiner Flamme etwa 20–25 Minuten, oder bis es milde riecht, kochen lassen. Dann etwas frisches Wasser und Shoyu dazugeben und noch 30 Minuten kochen. Zum Schluß Mandeln untermischen.

Shio–Kombu

6 Längen Kombu
200–300 g Champignons in Scheiben
2 El Öl
2–3 El Shoyu

Kombu 5–10 Minuten im Drucktopf kochen. Danach sollte die Alge noch bißfest sein. Champignons in Öl anbraten. Die Algen in Quadrate von etwa 2 cm Seitenlänge schneiden, zu den Champignons geben, und alles etwa 30 Minuten dünsten. Während des Dünstens nach und nach etwas Wasser hinzugeben, falls die Algen-Pilz-Mischung zu trocken wird. Mit Shoyu abschmecken und noch 10 Minuten kochen, bis die Kombu gar ist.

Kombuchips

20 cm Kombu pro Person *Öl zum Fritieren*

Kombu 30 Minuten einweichen, bis sie weich ist. Dann Kombu mit einem Handtuch abtupfen, bis die Algen fast trocken sind (wenn sie ganz trokken sind, verlieren sie ihre salzige Würze, wenn sie noch zu naß sind, spritzt es sehr beim Fritieren). Kombu dreimal in der Länge falten, dann schräg kleine rautenförmige Stücke abschneiden, damit die Chips hübsch aussehen. Wenn das Fritieröl so heiß ist, daß es am Rand raucht, eine Handvoll Chips hineinlegen und den Topf rasch abdecken, damit nichts herausspritzt. Nach ca. 4–5 Minuten sind die Chips fertig. Sie sollten hart und knusprig sein.

Norirolle

1 Tasse gekochter Reis
1 gekochte Mohrrübe, in Stäbchen geschnitten
1 Tl Ume-Paste
1 Tl Meerrettich
1 Blatt Nori geröstet
1 1/2 El feingehackte Petersilie

Noriblatt auf eine Sushi–Matte legen. Mit nassen Händen den Reis weich kneten und gleichmäßig auf dem Noriblatt verteilen, dabei oben einen Streifen von 1 cm und unten einen Streifen von 2 1/2 cm freilassen. Die Möhrenstäbchen quer darüberlegen, Ume-Paste und Meerrettich daneben streichen. Petersilie darüberstreuen, die freigelassenen Streifen des Noriblatts mit Wasser anfeuchten und alles vorsichtig mit Hilfe der Matte zusammenrollen. In der Matte läßt sich die Rolle zusammendrücken, damit sie kompakter wird. Eventuell an den Seiten herausgefallenen Reis mit nassen Fingern wieder hineindrücken. Sushi-Matte wieder ausrollen, Norirolle mit nassem Messer in Scheiben schneiden und servieren. Die entstehenden kleinen Häppchen sind gut für Festessen und als Reiseproviant geeignet.

Variationen der Füllung

Statt Mohrrüben kann man geräucherten Lachs, Bambussprossen, Kaviar, gekochten Sellerie, Gurke, Krabben, Alfalfa-Sprossen, Sauerkraut oder (falls man eine süße Rolle will) Rosinen nehmen. Zum Würzen kann man statt Ume-Paste, Meerrettich, Petersilie je nach Geschmack folgende Zutaten nehmen: Senf, Dill, Schnittlauch, Thymian, Rosmarin, Basilikum, Majoran usw.

Norichips

2 Blätter Nori
2 El feines Weizenmehl
½ Tl Pfeilwurzelmehl
1 Prise Salz
3–4 El Wasser
Sesamöl zum Fritieren

Nori-Blätter mit einer Schere in je 8 Dreiecke schneiden. Weizenmehl, Pfeilwurzelmehl, Salz und Wasser zu einem Pfannkuchenteig mischen. Öl erhitzen, Nori-Stücke mit einer Seite in den Teig legen und dann fritieren. Wenn die Mehlseite goldbraun ist (nach etwa 3 Minuten), werden die Nori-Stücke herausgeholt und auf saugfähiges Papier gelegt. Heiß servieren.

Nori als Gewürz

1 Blatt Nori vorsichtig über einer offenen Flamme oder über der Elektroplatte rösten, bis das Blatt sich grün färbt. Zerkrümeln und über Reis, in Suppen und auf Gemüse streuen.

Wakame mit Kartoffeln

750 g Kartoffeln
5 Stangen Wakame
Paniermehl
2 Zwiebeln
300 ml Sojamilch
3–4 El Öl

Wakame 10–15 Minuten einweichen und anschließend in feine Stücke schneiden. Geschälte Kartoffeln in Streifen, die Zwiebeln in dünne Scheiben schneiden. Zwiebeln je nach Geschmack in Öl anbraten oder nicht. Algen, Zwiebeln und Kartoffeln in geölter Backform schichtweise übereinanderlegen, wobei Kartoffeln oben abschließen sollten. Mit der Hälfte der Sojamilch übergießen, mit Paniermehl bestreuen. Bei 175 °C etwa

1 Stunde, oder bis die Kartoffeln gar sind, backen. Gegen Ende der Backzeit die restliche Sojamilch darübergießen.

Wakamegratin

4 große Zwiebeln
100 g Tahin
75 g Wakame
5 El Shoyu

Wakame 5–10 Minuten einweichen, dann in kleine Stücke schneiden. Zwiebeln in dünne Halbmonde schneiden. Tahin mit Wasser und Shoyu zu einer feinen Masse verrühren und mit den anderen Zutaten vermischen. In einer Backform bei 175 °C ca. 1 Stunde, oder bis die Zwiebeln gar sind, backen. Nach etwa einer halben Stunde mit Alufolie abdecken, die letzten 10 Minuten Alufolie entfernen, damit das Gratin schön braun wird.

Salate

Frischer Salat ist reich an Enzymen, Chlorophyll und Vitamin C und sollte als angenehme, leichte Beilage zu den schwereren Getreide- und Eiweißspeisen regelmäßig gegessen werden. Für rohen Salat eignen sich besonders gut: alle Sorten von grünem Salat sowie Petersilie, Rettichgrün, Rübengrün, Frühlingszwiebeln, Brunnenkresse, Weißkohl, Chinakohl, Gurken, Keimlinge, Paprika, Möhren, Rettich und Bleichsellerie.

Gemischter Bohnensalat

2 Tassen gekochte rote Bohnen
1 Tasse gekochte weiße Bohnen
1 Tasse gekochte grüne Bohnen

Sauce:
3 El Essig
1 El Malz
2 El Shoyu
frisches Basilikum und Knoblauch
1 El Olivenöl

Saucenzutaten mischen und unter die Bohnen mischen. 1 Stunde ziehen lassen, servieren.

Möhren-Rote-Bete-Salat

2 Möhren
2 Rote Bete
1 Apfel
1/2 Tasse geröstete Sonnenblumenkerne

Sauce:
2 El Öl
1 El weißer Miso
4 El Zitronensaft

Möhren, rote Bete und Apfel raspeln. Alles mit Sonnenblumenkernen mischen, Dressing darübergeben, 15 Minuten ziehen lassen, servieren.

Broccolisalat

4 Tassen Broccoli in mundgerechten Stücken
1 Tasse Wasser
1 Messerspitze Salz

Dressing:
¼ Tasse Apfelsaft
2 El weißer Miso
2 El Olivenöl
½ El Reis- oder Apfelessig
1 El Schnittlauch

Broccolistücke in das kochende Salzwasser geben und 3–5 Minuten kochen lassen, bis der Broccoli frisch grün ist. Vom Herd nehmen und kalt »abschrecken«. Dressing-Zutaten vermischen und über den Broccoli gießen.

Cole Slaw (amerikanischer Krautsalat)

½ Weißkohl oder Wirsing
3 Möhren
6–8 Umeboshi-Pflaumen oder
2–3 El Reisessig
1 kleine Zwiebel
¼ Tasse Tahin
1 Tl Öl
1 Prise Salz

Kohl sehr fein schneiden und mit wenig Wasser und 2 Umeboshi-Pflaumen weich kochen. Möhren grob reiben und in wenig Öl andünsten, bis sie weich sind. Für die Sauce ½ Tasse Kohlbrühe, Umeboshi-Pflaumen, Tahin, Salz und feingeriebene Zwiebel vermischen, kräftig schlagen (am besten im Mixer) und unter das Gemüse ziehen. Sofort servieren.

Fischsalat mit Dulse

200 g Filet von weißfleischigem Fisch (z.B Scholle, Dorsch, Rotbarsch)
1 Tasse Wasser
¼ Tasse eingeweichte Dulse
¼ Tasse Gurke
1 Tasse frische Maiskörner
¼ Tasse Wasser

Salatsauce:
¼ Tasse gehackter Dill
3 El Zitronensaft
1 ½ El Reismalz
1 ½ Tl Shoyu

Fisch in Stücke schneiden und 1 ½ bis 2 Minuten im Dämpfeinsatz garen. Gurke in Stücke schneiden, Mais ca. 2–3 Minuten kochen. Alle Zutaten vorsichtig mischen. Eingeweichte Dulse in circa 1 cm große Stücke schneiden. Salatsauce zubereiten, Dulse zum Schluß dazugeben, die Sauce über den Salat gießen, 20 Minuten ziehen lassen, servieren.

Gemischter Salat

100 g frischer Mais
3 Händevoll Eisbergsalat in kleinen Stücken
200 g Gurken geschnitten
100 g Alfalfa-Sprossen
½ rote Zwiebel in feine Halbmonde geschnitten

Zuerst Mais in leicht gesalzenem Wasser 3–4 Minuten kochen. Dann alle Zutaten zusammenmischen. Entweder so servieren oder mit einer Mischung aus Olivenöl, weißem Miso und Essig als Dressing übergießen.

Grüner Bohnensalat

400 g grüne Brechbohnen
200 g frische Champignons
1 rote Paprika
4 El schwarze Oliven
1 El Olivenöl (zum Dünsten)
1 Prise Salz

Dressing:
¼ Tasse Seidentofu
2 El weißer Miso
2 El Olivenöl
½ El Reisessig
2 El gehackter Staudensellerie

Bohnen und Paprika dünsten, Champignons separat braten. Dressing zusammenmischen, Gemüse und Oliven dazugeben, servieren.

Grüne-Bohnen-Sellerie-Salat mit Kaperndressing

3 Tassen kurzgekochte grüne Bohnen
2 Tassen kurzgekochter Bleichsellerie
½ Tasse Mandelstifte

Dressing:
½ Tasse Orangensaft
1 Tl geraspelte Orangenschale
¼ Tasse roh geriebene Zwiebel
2 El Kapern
1 El Olivenöl

Mandeln aufkochen, häuten und in Stifte schneiden. Mit Dressing-Zutaten vermischen, grüne Bohnen und Sellerie dazugeben.

Gurkensalat süß-sauer

4 Salatgurken
2 El Salz
4 El Malz
6 El Reisessig

Gurken waschen, das Ende mit Stiel abschneiden, in Salz dippen und beide Schnittflächen aneinanderreiben. Auf diese Weise werden Bitterstoffe durch das Salz aus der Gurke gesaugt. In feine Scheiben schneiden, in Salz wälzen und pressen. Nach 2 Stunden Wasser abgießen, Gurken in eine Malz-Reisessig-Mischung legen. Nach einer halben Stunde Flüssigkeit abgießen und mit neuer Malz-Reisessig-Mischung servieren.

Süß gewürzter Gurkensalat

3 Salatgurken
Salz

Dressing:
1 Tasse Reismalz
½ Tasse Shoyu
1 Tl Ingwersaft
½ Tl gemahlener Koriander
¼ Tasse Reisessig

Gurken in feine Scheiben schneiden, mit Salz mischen. Dressing einmal aufkochen. Gurkenflüssigkeit abgießen. Dressing über die Gurken gießen und ca. 10 Minuten ziehen lassen. Servieren.

Hizikisalat

½ Gurke
½ Tasse gekochte Hiziki
1 Tasse Sauerkraut
3 El Schnittlauch

Hiziki wie bei dem Rezept »Hiziki mit Knoblauch und Mandeln« (→ Seite 78) kochen. Alles mischen und sofort servieren.

Kartoffelsalat

6 Tassen Pellkartoffeln
4 El Kapern
1 Bund Schnittlauch

Dressing:
1 Seidentofu
4 El Olivenöl
4–5 El weißer Miso
2 El Essig

Kartoffeln zubereiten, pellen, abkühlen lassen, Dressing-Zutaten mischen. Kartoffeln kleinschneiden und mit Kapern und Dressing gemischt servieren. Frischer gehackter Schnittlauch darübergestreut, macht den Salat farblich attraktiv.

Kartoffelsalat pikant

6 Tassen Pellkartoffeln
2 Tassen Zwiebeln

Dressing:
4–5 El Öl
2 El Shoyu
2–3 El Reisessig
1 El Basilikumpaste
2 El Kapern

Kartoffeln pellen, abkühlen lassen. Zwiebeln in kleine Würfel schneiden und in Öl anbraten. Kartoffeln kleinschneiden. Öl, Shoyu und Reisessig unter die Kartoffeln und Zwiebeln heben, mit Basilikumpaste abschmekken und mit Kapern servieren.

Möhren-Apfel-Sauerkraut-Salat

3 Möhren
1 ungeschälter Apfel
$^1/_2$ Tasse Sauerkraut

Dressing:
$^1/_4$ Tasse Apfelsaft
2 El weißer Miso
2 El Olivenöl
$^1/_2$ El Reisessig
Thymian

Möhren schälen und klein raspeln, Zutaten für Dressing mischen, dann Apfel waschen und auch raspeln. Alles mit Sauerkraut gut durchmischen und servieren.

Sprossensalat mit Apfeldressing

2 Tassen Alfalfa-Sprossen
1 Tassen Gurkenstücke
1 Tasse kurzgekochte Erbsen

Dressing:
4 El Apfelsaft
1 El weißer Miso
2 El Olivenöl
1 El Reisessig
(gern auch ein bißchen roh geriebene Zwiebel)

Salatzutaten und Dressingzutaten getrennt voneinander vermischen, dann Dressing unter den Salat heben, sofort servieren.

Wakame-Gurken-Salat

1 Gurke
8–10 cm Wakame
8–10 Oliven
$^1/_2$ Apfelsine
1 Prise Salz

Salatsauce 1:
1 $^1/_2$ El weißer Miso
1 $^1/_2$ El Orangensaft
1 Tl fein geriebene Zwiebel

Salatsauce 2:
2 El Reis- oder Apfelessig
1 El Reismalz
1 Tl fein geriebene Zwiebel

Wakame in Wasser einweichen, Gurke waschen und in kleine Würfel schneiden, Oliven kleinhacken. Wakame aus dem Wasser nehmen und fein schneiden. Gurke, Wakame, Salz und kleine Apfelsinenstücke mischen. Die Saucenzutaten mischen und darübergießen. Nach 20 Minuten servieren.

Grüner Salat

1 Kopf grüner Salat	*Sauce:* → vorstehendes Rezept

Grünen Salat gründlich waschen, in Salatschleuder trocknen, in kleine Stücke reißen, mit einer der Saucen aus dem vorhergehenden Rezept servieren.

Waldorfsalat

2 kleine Eisbergsalate	*Dressing:*
1 Prise Salz	*1/2 Tasse Seidentofu*
2 rote Äpfel	*1 Tasse frische gehackte*
1 Tasse entsteinte blaue Trauben	*Sellerieblätter*
1 Tasse Walnüsse	*2 El Zitronensaft*
1/2 Tasse feingeschnittener	*2 El weißer Miso*
Staudensellerie	*2 El Öl*

Salat fein schneiden, Walnüsse im Backofen rösten, Äpfel in kleine Stücke schneiden, alles mit Trauben zusammenmischen. Saucenzutaten vermischen und im Mixer schlagen. Sauce und Salat mischen und sofort servieren.

Wildkräutersalat

1 kleiner Blatt- oder Eisbergsalat	*Dressing:*
200 g feingehackte, gemischte	*Öl*
wildwachsende Kräuter (z.B.	*Zitrone*
Löwenzahnblätter, Wasserkresse)	*Shoyu*

Salat in kleine Stücke zerteilen, mit Kräutern mischen und mit Dressing servieren.

Saucen und würzige Garnierungen

Einfache Speisen gewinnen oft sehr, wenn man eine würzige Sauce dazu serviert oder sie pikant garniert. Anregungen dazu finden Sie in diesem Abschnitt.

Löwenzahnkondiment

1 Liter Löwenzahnblätter
200 g Walnüsse
1 El Gerstenmiso
100 ml Wasser

Die Walnüsse vorsichtig im Backofen bei 200 °C rösten, Löwenzahnblätter ganz fein schneiden, Nüsse in einem Mixer oder einem Mörser zerkleinern, Miso und eventuell ein bißchen Wasser hinzugeben. Die geschnittenen Blätter untermischen und mit Getreidegerichten servieren, z.B. zum Morgenbrei.

Paprikakondiment

3 Paprikaschoten
1 El Olivenöl
2 El Gerstenmiso
1 El Ingwersaft

Paprika in Streifen schneiden und 20 Minuten lang in Olivenöl schwitzen lassen. Kräftig mit Gerstenmiso und Ingwersaft abschmecken. Den Saft gewinnt man, indem man frischen Ingwer reibt und dann auspreßt.

Salsa Bolognese

2 Tassen pürierter Seitan
1/2 Tasse feingeschnittene Zwiebel
1/2 Tasse feingeschnittene Champignons
1/2 Tasse fein geschnittene Möhren
2–3 Knoblauchzehen
3–4 Tomaten, geschält und feingeschnitten
1 Lorbeerblatt
2 Tl Basilikumpaste
2 El Pfeilwurzelmehl
1 El Tahin
1 El Miso
2 El Öl

Zwiebeln in Öl ca. 2 Minuten sautieren, Champignons hinzugeben und ca. 4 Minuten weitersautieren. Möhren und Lorbeerblatt hinzufügen, Gemüse mit Deckel auf kleiner Flamme gar kochen. Seitan und Tomaten untermischen, eventuell Wasser hinzufügen, aufkochen. Mit Miso und Tahin würzen, Pfeilwurzelmehl in kaltem Wasser auflösen und kurz zum Andicken mitkochen. Mit Basilikum und gepreßten Knoblauchzehen würzen.

Tofusauce

1/2 Tasse Tofu
1 Tl Umeboshi-Paste
1 El weißer Miso
1 Tl Reisessig
2–3 El Wasser

Tofu leicht dämpfen, im Mixer mit allen anderen Zutaten cremig pürieren. Die Wassermenge variiert je nach Beschaffenheit des Tofu. Weicher Tofu enthält mehr Wasser, dann muß die Wassermenge in der Sauce kleiner sein.

Meerrettichsauce

2 Tassen Sojamilch
4 El weißer Miso
3 El Zitronensaft
1 1/2 El Pfeilwurzelmehl
3–4 El geriebener Meerrettich

Sojamilch und weißen Miso zum Kochen bringen, mit in Wasser aufgelöstem Pfeilwurzelmehl andicken, Hitze abstellen, Zitronensaft und Meerrettich mit Schneebesen rasch einrühren, damit die Sauce nicht gerinnt.

Pilzsauce

3 El Olivenöl
2 Tassen Champignons oder andere Pilze, in Scheiben geschnitten
1 kleine Zwiebel, feingeschnitten
2–3 El Shoyu
1 El Pfeilwurzelmehl
1 Tasse Sojasahne
Knoblauch, Schnittlauch oder Zitronensaft

Fein gehackte Zwiebel ca. 5 Minuten im Öl dünsten. Pilze dazugeben und ein paar Minuten mitbraten lassen. Sojasahne und Shoyu hinzugeben und fast bis zum Kochen erwärmen. Mit in kaltem Wasser aufgelöstem Pfeilwurzelmehl andicken. Nach Belieben mit Zitronensaft oder Schnittlauch abschmecken.

Grüne Tofusauce

½ Tasse Tofu
1 Tl Umeboshi-Paste
1 El weißer Miso
1 Tl Reisessig
2–3 El Wasser
2 El Petersilie
2 El Schnittlauch
1 El roh geriebene Zwiebeln

Tofu leicht dämpfen, im Mixer mit allen anderen Zutaten cremig pürieren.

Kirschsauce

2 Tassen Apfelsaft
2 Tl Pfeilwurzelmehl
1 Tasse entsteinte Kirschen
1 Prise Salz
2 El Reismalz

Saft, Salz und Reismalz zum Kochen bringen. Kirschen dazugeben und mit in Wasser aufgelöstem Pfeilwurzelmehl andicken, 2 Minuten kochen. Warme Sauce über kalten Reis oder andere Getreidereste gießen.

Brotaufstriche

Candida-Patienten und Allergiker stehen oft vor der Frage, was sie sich aufs Brot streichen sollen, denn viele handelsübliche Aufstriche enthalten Zucker, Hefe oder Milchprodukte. Deshalb hier ein paar Anregungen für hefefreie Gemüseaufstriche. Wenn Sie einmal keine Zeit haben, so einen Aufstrich zuzubereiten, können Sie auch im Naturkostladen hefefreie Aufstriche kaufen.

Blumenkohlaufstrich

4 Tassen Blumenkohl
2 El weißer Miso
1/4 Päckchen Seidentofu

Blumenkohl in wenig Wasser weich kochen, in Küchenmaschine pürieren, mit Seidentofu vermischen und mit Miso abschmecken.

Erdbeermarmelade

3 Tassen Erdbeeren, frisch oder gefroren
1/2 Tasse Apfelsaft
3 El Reismalz
1 1/2 El Pfeilwurzelmehl
1 Prise Salz

Apfelsaft, Reismalz und Salz aufkochen. Erdbeeren dazugeben und in kaltem Wasser aufgelöstes Pfeilwurzelmehl einrühren, 2–3 Minuten kochen lassen. Diese Marmelade hält sich ein paar Tage im Kühlschrank.

Variationen: statt Erdbeeren alternativ Heidelbeeren, Himbeeren, schwarze Johannisbeeren oder Stachelbeeren nehmen.

Erbsenaufstrich mit Tofu

2 Tassen frische grüne Erbsen (im Winter tiefgekühlte)
¼ Päckchen Seidentofu
1 El Umeboshi-Paste
2 El Tahin
1 Prise Salz
1 Tasse Wasser

Erbsen in wenig Wasser mit einer Prise Salz gar kochen. Aus der Kochbrühe nehmen und zusammen mit Seidentofu, Umeboshi-Paste, Tahin und etwas Wasser pürieren.

Königin-Marmelade

1 Tasse Blaubeeren
1 Tasse Himbeeren
1 Tasse Apfelsaft
1 Prise Salz
2–3 El Pfeilwurzelmehl
2–3 El Malz

Apfelsaft, Blaubeeren und Himbeeren in einem Topf aufkochen und Malz und Salz hinzugeben. In kaltem Wasser aufgelöstes Pfeilwurzelmehl mit einem Schneebesen rasch in die kochende Mischung rühren. Abkühlen lassen und genießen.

Lauch-Pilz-Aufstrich

1 Stange Lauch
100 g Pilze
Olivenöl
2 El Gerstenmiso
1 Tl Tahin

Lauch und Pilze separat sautieren, bis der scharfe Geruch des Lauchs verschwindet, bzw. bis die Pilze schwitzen. Die Pilze zum Lauch geben und mit in etwas Wasser aufgelöstem Gerstenmiso und Tahin würzen.

Möhren-Apfel-Rosinen-Aufstrich

4 Möhren
2 Äpfel
1/2 Tasse Rosinen
1/2 Tasse Wasser
1 1/2 El weißer Miso

Möhren in Wasser dünsten; Äpfel schälen, würfeln und zusammen mit den Rosinen zu den Karotten geben. Mit etwas (Gemüse-)Wasser auffüllen und köcheln lassen, bis alles weich ist. Mit weißem Miso würzen und in der Küchenmaschine pürieren. Bei Bedarf etwas Wasser hinzugeben.

Möhrenaufstrich

3 Möhren
2 El weißer Miso
Mandelmus nach Geschmack

Karotten in wenig Wasser weich dünsten. In der Küchenmaschine pürieren, mit weißem Miso und Mandelmus abschmecken.

Pastinaken-Zwiebel-Butter

2 Pastinaken
2 Zwiebeln
1 Tl Öl
1 Tl Gerstenmiso

Pastinaken in kleine Stücke schneiden, Zwiebel fein hacken, beides in Öl andünsten, bis der scharfe Geruch verflogen ist, und dann auf kleiner Flamme 15–20 Minuten kochen lassen. Wenn nötig, etwas Wasser hinzufügen, mit Gerstenmiso anreichern und noch ein paar Minuten köcheln lassen. Pürieren und warm oder kalt als süße Beilage zum Brot oder zur Mahlzeit servieren.

Seitanpastete

2 Tassen Seitan (frisch oder Reste)
Gerstenmiso je nach Geschmack
Olivenöl
1 Knoblauchzehe
1 Tl Basilikumpaste

Frischen Seitan oder vom Vortag übriggebliebenen Seitaneintopf mit Gerstenmiso, Öl, Basilikumpaste und Knoblauch pürieren. Bei 200 °C 30–45 Minuten backen.

Tofuzaziki

1 Päckchen Seidentofu
½ El Umeboshi-Paste
⅓ Tasse saure Gurken
1 El Olivenöl
1 El Essig
1 El weißer Miso
2 Knoblauchzehen

Knoblauch pressen, dann alle Zutaten in der Küchenmaschine pürieren.

Rezepte für die Frühstücks- und Mittagspause im Beruf

Fischfrikadellen

400 g Fisch
1 Tasse feingehackte Zwiebel
Olivenöl
pro Frikadelle 1 Tl Mehl Typ 1050
Ingwer- oder Zitronensaft
Shoyu oder Salz

Entweder ausschließlich weißfleischige Fischfilets nehmen oder zur Hälfte mit Lachs mischen und dann pürieren (auch gut geeignet für Fischreste). Frischen Ingwer reiben und den Saft herauspressen (oder Zitronensaft nehmen). Alle Zutaten vermengen, zu Frikadellen formen und in Olivenöl goldbraun braten.

Frühlingsrollen

Teig:
1 Tasse Weizenmehl
2 El Sesamöl
1/4 Tl Salz
3/4–1 Tasse Wasser
Öl zum Fritieren

Füllung:
1 Zwiebel
1/4 von einem kleinen Weißkohl
1 kleine Sellerieknolle
1/4 Tasse Wasser
1 Prise Salz

Sauce:
1/3 Tasse Tamari
1 El roh geriebener Ingwer
1/3 Tasse Gemüsewasser

Zwiebel und Kohl fein hacken, Sellerie in Würfel schneiden. Gemüse in Salzwasser ganz weich kochen, abtropfen und abkühlen lassen. Das Wasser für die Sauce aufheben. Mehl, Salz, Öl und Wasser zu einem Teig verarbeiten, ausrollen und in Vierecke schneiden. Gemüse gut einrollen, Enden mit einer Gabel verschließen, in heißem Öl ausbacken. Auf saugfähigem Papier gut abtropfen lassen und mit Sauce servieren. Wenn Sie die Rollen mit zur Arbeit oder zu einem Picknick nehmen, können Sie die Sauce auch weglassen. Sie wird folgendermaßen zubereitet: Wasser und Tamari mischen, Saft aus dem geriebenen Ingwer herauspressen und mit Tamari-Wasser mischen.

Variationen: Teig mit Muskat oder Senf würzen; Sauce mit Senf oder Knoblauch würzen; Füllung mit kleinen gekochten Fischstückchen, Krabben, Sojasprossen, Paprika, Bohnen oder anderen Zutaten variieren.

Getreidebratlinge

3 Tassen gekochtes Getreide
½ Tasse feingehackte Zwiebeln
½ Tasse Frühlingszwiebeln
Öl zum Anbraten
½ Tasse Weizenmehl
1 Prise Basilikum
2 El Tamari

Alle Zutaten gut vermischen, Hände anfeuchten, kleine Frikadellen formen, in heißem Öl auf beiden Seiten goldbraun braten, warm oder kalt genießen.

Pfannkuchen

1 Tasse Weizenmehl Typ 1050
2 El Pfeilwurzelmehl
Öl zum Ausbacken
¼ Tl Salz
ca. 1 Tasse Wasser

Mehl, Pfeilwurzelmehl und Salz mischen, Wasser dazugeben, Masse gut schlagen, in heißem Öl dünne Pfannkuchen ausbacken, mit Saucen warm oder kalt genießen. Süße Pfannkuchen erhält man, indem man 1 El Reismalz, ½ Tl Vanille, 1 Prise geriebene Apfelsinenschale und 1 El Öl in den Teig gibt und anstelle von Wasser Sojamilch verwendet.

Chapati

2 Tassen Mehl
¼ El Salz
2 El Öl
Wasser für einen knetfähigen Teig

Mehl, Öl und Salz mischen (je nach Wunsch kann man feines Weizenmehl, Buchweizenmehl, Hirsemehl, Maismehl, Roggenmehl oder Weizenmehl 1050 nehmen), dann mit Wasser zu einem Teig verkneten. Gut kneten und in runde, dünne Fladen ausrollen. In einer Bratpfanne braten oder im Backofen backen, bis sie golden und knusprig sind.

Luxus-Pfannkuchen

2 Tassen Sojamilch
1 Tasse Weizenmehl
2 El Reismalz
2 El Öl
Öl zum Braten
1 Prise Salz
½ Tl Vanille
1 Ei
geriebene Orangenschale

Zunächst die trockenen Zutaten mischen und dann Sojamilch, Ei, Öl und erwärmtes Malz dazugeben. Teig cremig rühren und mit Vanille und Orangenschale abschmecken. Besonders lecker sind die Pfannkuchen, wenn sie ganz dünn und goldbraun gebacken sind.

Seitan-Sandwich

pro Sandwich ca. 50 g Seitan
Vollkornbrötchen oder Vollkornbrot
2 El Weizenmehl Typ 1050
1 Tl Pfeilwurzelmehl
¼ Tl Salz
Wasser
Semmelbrösel
Öl zum Fritieren
grüner Blattsalat

»Ketchup«:
2 Zwiebeln
1 Möhre
2 Rote Bete
1 El Miso
1 El Reisessig
2 El Öl

Seitan in Kotelettform schneiden, in Semmelbröseln wenden und fritieren. Feingehackte Zwiebeln, in Halbmonde geschnittene Möhren und gewürfelte Rote Bete in Öl sautieren, mit Miso würzen und pürieren. Diese selbstgemachte Ketchupsauce auf das Vollkornbrötchen oder -brot streichen und mit Salat und Seitankoteletts belegen.

Tofu-Sandwich

pro Sandwich 1–2 Scheiben Tofu
Öl zum Fritieren

Marinade:
1 Tasse Shoyu
1 Tasse Wasser
2 El Essig
2 Knoblauchzehen

Vollkornbrot

Belag:
4 El Tahin ungesalzen
1 El Umeboshi-Paste
1–2 El roh geriebene Zwiebeln
oder ungesüßter Senf
grüne Salatblätter
Sauerkraut
Radieschen
Gurken oder Tomaten

Tofu in 1 cm dicke Scheiben schneiden, fritieren und dann marinieren. Belagzutaten miteinander vermischen, Brotscheiben mit dieser Mischung bestreichen, dann Salatblätter, Sauerkraut und Radieschenscheiben darüberlegen, Tofu darauf geben und wahlweise mit Gurken- oder Tomatenscheiben servieren.

Variation Fisch-Sandwich: Statt fritiertem Tofu geräucherten Lachs oder geräucherte Makrele verwenden.

Tofuburger

300–400 g Tofu
1 Tasse feingehackte Zwiebel
2 El feingehackte Sellerieblätter
2 El feingehackte rote Paprika
3 El Miso
Sesamöl zum Anbraten

Vollkornbrötchen
Salatblätter
Gurkenscheiben
Tomatenscheiben
Zwiebelringe
Senf

Tofu, Miso, gehacktes Gemüse und Mehl zusammenmischen, flache Frikadellen formen und in Öl 7–8 Minuten auf jeder Seite braten oder bei 200 °C ca. 45 Minuten backen. Vollkornbrötchen mit Senf bestreichen, mit Salat, Gurken, Tomaten und Zwiebeln belegen, in die Mitte den Tofuburger legen.

Leckereien für ab und zu (Kuchen, Plätzchen, Desserts)

Apfel-Birnen-Grütze

2 Tassen Apfelschnitze
2 Tassen Birnenschnitze
1 Tasse Apfelsaft
1 Prise Salz
4 El Pfeilwurzelmehl
frisch geriebener Ingwer

Äpfel und Birnen mit Apfelsaft und Salz kochen, mit in kaltem Wasser aufgelöstem Pfeilwurzelmehl andicken und kochen, bis die Flüssigkeit klar wird. Nach Belieben mit frischem Ingwer abschmecken.

Apfel-Pflaumen-Grütze

2 Tassen Äpfel
2 Tassen entsteinte Pflaumen
1 Prise Salz
1 Tasse Apfelsaft
2 El Reismalz
1 El feingehackte frische Minze
oder: ½ Tl getrocknete Minze
4 El Pfeilwurzelmehl

Äpfel und Pflaumen mit Apfelsaft und Salz kochen, mit in kaltem Wasser aufgelöstem Pfeilwurzelmehl andicken, bis die Flüssigkeit klar ist, mit Reismalz süßen und mit Pfefferminzblättern abschmecken.

Apfelkompott

4 Tassen Apfelstücke
½ Tasse Rosinen
1 Prise Salz
1 Tasse Apfelsaft
4 El Pfeilwurzelmehl

Äpfel und Rosinen mit Saft und Salz kochen. Mit aufgelöstem Pfeilwurzelmehl andicken, bis die Flüssigkeit klar ist.

Backäpfel

4 große Äpfel
1 El Nußmus
1 El gehackte Rosinen
Öl
1 Prise Salz
1 El Wasser
1 Prise Zimt

Kerngehäuse aus den Äpfeln entfernen. Alle anderen Zutaten mischen und als Füllung in die Äpfel füllen, auf ein geöltes Blech stellen. Bei 200 °C ca. 1 Stunde backen.

Äpfelknuspe

6 Tassen Äpfel in Stücken
1 El Maiskeimöl
1/4 Tasse Apfelsaft
1 Prise Salz
1/2 Tl Zimt
1/3 Tasse feines Weizenmehl
1/3 Tasse Haferflocken
1/3 Tasse gehackte Nüsse
1 Prise Salz
4 El Maiskeim- oder Sonnenblumenöl
2 El Apfelsaft

Auflaufform ölen, Äpfel mit Apfelsaft, Salz und Zimt mischen und in die Form geben. Mehl, Haferflocken, Nüsse, Salz und Öl und Saft mit den Fingern zusammenmischen, verkrümeln und auf den Äpfeln verteilen. Etwa 1 Stunde bei 225 °C backen, warm servieren.

Apfelsuppe

1 Tasse Apfelstücke
1 1/2 Tassen Wasser
2 Tassen Apfelsaft
1 Prise Salz
4 El Reismalz
1/2 Tasse Rosinen, getrocknete Kirschen oder Korinthen
1 Nelke
2 El Pfeilwurzelmehl

Äpfel mit Trockenfrüchten, Salz, Wasser und Apfelsaft 15 Minuten kochen lassen. Mit in kaltem Wasser aufgelöstem Pfeilwurzelmehl andicken, ein paar Minuten kochen lassen, bis die Flüssigkeit klar ist, mit Reismalz süßen, mit gehackten Nüssen und Zwieback servieren.

Apfelgelee mit Mandelsauce

2 Tassen schöngeformte Apfelschnitze
2 Tassen Wasser
1 Prise Salz
1/2 Tasse Rosinen
1 El Reismalz
2 El Agar-Agar-Flocken
1/2 Tl Orangenschale

Mandelsauce:
1/2 Tasse feine Haferflocken
2 1/2 Tassen Wasser
1 Prise Salz
4 El Reismalz
2 El Pfeilwurzelmehl
1 El Mandelmus
1 Tl Vanille
geröstete Mandeln

Apfelschnitze mit Rosinen, Salz, Agar-Agar und Reismalz in Wasser kochen. Mit geriebener Orangenschale abschmecken, in eine kalt ausgespülte Schüssel füllen und erkalten lassen. Haferflocken mit Wasser und 1 Prise Salz kurz aufkochen, durch ein Sieb rühren, die entstehende Sauce wieder aufsetzen, mit aufgelöstem Pfeilwurzelmehl andicken und mit Mandelmus, Reismalz und Vanille abschmecken. Mit mild gerösteten Mandeln servieren.

Dänischer weicher Apfelkuchen

3 Tassen Apfelmus
1 Tasse Sojasahne
1 El Öl
1/2 Tasse Semmelbrösel
1/2 Tasse fein gehackte Nüsse (z.B. Haselnüsse, Mandeln, Kokos)

Die gehackten Nüsse mit dem Öl in einer Pfanne leicht anrösten, dann Semmelbröseln untermischen. In eine Glasschale nacheinander Schichten aus Apfelmus, Sojasahne und Nußbröselmischung übereinandergießen und mit einer Apfelmusschicht oben abschließen.

Marzipan

250 g Mandeln
3 El Reismalz
1–2 Tl Rosenwasser
1–2 Tropfen Bittermandelextrakt (nach Geschmack)

Mandeln 2–3 Minuten in Wasser kochen, enthäuten und in einen Mixer füllen. Reismalz und Bittermandelextrakt dazugeben und alles mixen. Die Konsistenz sollte grob genug bleiben, daß man die zerkleinerten Mandeln noch spürt, aber auch fein genug, um die Marzipanmasse zu formen. Abschließend etwas Rosenwasser hinzugeben. Um eine schöne rote Färbung zu erreichen, einen Teil des Marzipans mit Rote-Bete-Saft und einen anderen Teil mit Kakao mischen.

Gebackene Birne mit Marzipan

1 Tasse Marzipan
2–3 Birnen

Birnen schälen, halbieren, vom Kerngehäuse befreien und mit der Schnittseite nach unten in eine Backform legen. Marzipan zwischen zwei Kunststoffolien zu einer ca. 1 cm dicken Decke ausrollen, dann vorsichtig die Folien abziehen und das Marzipan über die Birnenhälften legen. Bei 150 °C etwa ½ Stunde, oder bis das Marzipan golden geworden ist, backen.

Blaubeersuppe

1 Tasse Blaubeeren
2 Tassen Apfelsaft
2 El Reismalz
1 El Pfeilwurzelmehl
1 Prise Salz

Apfelsaft im Topf erhitzen, Malz und Salz hineinmischen, aufkochen lassen. Mit dem Schneebesen in kaltem Wasser aufgelöstes Pfeilwurzelmehl rasch einrühren. Blaubeeren hinzugeben, Suppe in eine Schüssel geben und servieren.

Crunchies Royal

1 Tasse Nüsse, grob gehackt (z.B. Mandeln, Hasel- oder Walnüsse)
¾ Tasse zerkrümelter Reiskeks
¼ Tasse Kokosflocken
¼ Tasse Reismalz
Vanille

Zerkrümelte Reiskekse, gehackte Nüsse und Kokosflocken auf einem Backblech gleichmäßig verteilen. Ein bißchen Vanille darüberstreuen und das erwärmte Malz darübergießen. Alles schön durchmischen und bei 200 °C backen. Dabei am Herd bleiben und die Crunchies regelmäßig umrühren, bis sie leicht golden sind. Dann sofort aus dem Ofen nehmen und am offenen Fenster durchheben, bis der Zucker karamelisiert ist. Dies ist eine leckere Einlage für Obstsuppen.

Erdbeercreme

1 1/2 Tassen Erdbeeren (frisch oder gefroren)
2 Tassen Apfelsaft
2 El Agar-Agar-Flocken
1/4 Tasse Reismalz
1 Prise Salz
1 El Mandelmus
3–4 El Pfeilwurzelmehl

Apfelsaft, Malz, Salz und Agar-Agar aufkochen und 5–6 Minuten kochen lassen. Unterdessen Erdbeeren auf einem Backblech verteilen. In kaltem Wasser aufgelöstes Pfeilwurzelmehl mit dem Schneebesen in die kochende Flüssigkeit einrühren und diese dann über die Erdbeeren gießen. An einem kalten Ort abkühlen lassen. Alles pürieren, mit Mandelmus abschmecken und servieren.

Himbeer-Birnen-Kompott

2 Tassen Birnenstücke
1 Tasse Himbeeren
1 Tasse Apfelsaft
3–4 El Reismalz
3 El Pfeilwurzelmehl
1 Prise Salz

Apfelsaft, Malz, Salz und Himbeeren in einem Topf aufkochen. In kaltem Wasser aufgelöstes Pfeilwurzelmehl mit einem Schneebesen rasch einrühren. Birnen schälen, schneiden, entkernen und dazugeben. Sie sind nach 5–10 Minuten weich. Abkühlen lassen und servieren.

Knusperknäck

1 Tasse Sesam
1/2 Tasse geröstete Nüsse
1/2 Tasse Reismalz
2–3 Tl Öl
1 Prise Salz
Kakao

Sesam und Nüsse goldig rösten, mit erwärmtem Malz (und eventuell auch mit etwas Öl – damit wird es zäher) durchmischen und die Masse auf einem Backblech gleichmäßig verteilen. Bei 175 °C backen und warten, bis die Masse Blasen wirft. Das Blech an einen kalten Ort stellen, abkühlen lassen, in rechteckige Stücke schneiden, servieren. Wenn man etwas Kakao untermischt, bekommt das Ganze einen herzhafteren, schokoladenartigen Geschmack.

Moccacreme

3 Tassen Wasser
2 El Agar-Agar-Flocken
1 Prise Salz
4 Tl Instant-Getreidekaffee
1 El Kokosflocken
4 El Reismalz
3 El Nußmus
2 El Pfeilwurzelmehl
1/2 Tl Vanille

Wasser mit Agar-Agar, Reismalz und Salz 5 Minuten kochen. Mit in kaltem Wasser angerührtem Pfeilwurzelmehl andicken und 2 Minuten kochen lassen. Getreide-Kaffee, Nußmus und Vanille gründlich daruntermischen und alles abkühlen lassen. Vor dem Servieren mit Kokosflocken bestreuen.

Orangencreme

2 Tassen dünner Apfelsaft
1/2 Tasse Orangensaft
1 Tasse Orangenstücke
1 El Mandelmus
zum Würzen: geriebene Orangenschale und evtl. Zitronensaft
4 El Agar-Agar-Flocken
1 Prise Salz
3 El Reismalz
1/2 Tasse Mandeln
2 El Pfeilwurzelmehl

Apfelsaft, Malz, Salz und Agar-Agar erhitzen und 5–6 Minuten kochen lassen. In kaltem Wasser aufgelöstes Pfeilwurzelmehl schnell und gleichmäßig unterrühren, alles auf ein Backblech gießen und dieses kalt stellen. Orangenschale reiben und Orange dann schälen und in kleine Stücke zerschneiden; Mandeln 2 Minuten in kochendes Wasser geben und dann häuten. Die kalte starre Masse pürieren und mit Mandelmus, Orangenkonzentrat, geriebener Schale und eventuell Zitronensaft abschmecken. Apfelsinenstücke und Mandeln dazugeben, alles in eine Schale füllen und servieren.

Polentapudding mit Nußsauce

1/2 Tasse Maisgrieß
1 El Maiskeimöl
1 Prise Salz
1 1/2 Tassen Wasser
1/3 Tasse gehackte Datteln
1 Tl geriebene Orangenschale

Sauce:
1 1/2 Tassen Wasser
2 El Pfeilwurzelmehl
1 Prise Salz
2 El Reismalz
1 El Nußmus
2 El gehackte und geröstete Nüsse
1/2 Tl Vanille

Öl erhitzen, Maisgrieß (Polenta) darin leicht anrösten, Wasser dazugießen und mit wenig Salz 15 Minuten kochen. Mit Datteln süßen, mit geriebener Orangenschale abschmecken, in kleine Schälchen füllen.
Wasser zum Kochen bringen, in kaltem Wasser angerührtes Pfeilwurzelmehl dazugeben und eine sehr dicke Sauce zubereiten. 2–3 Minuten kochen lassen, bis die Sauce klar wird, dann das mit Wasser angerührte Nußmus hinzugeben, mit Vanille abschmecken, gehackte Nüsse unterheben, über die Polenta gießen, servieren.

Variation: Mit 2–4 El Kakao erhält man einen Schokoladenpudding.

Reispudding

1 ½ Tassen Reis
3 Tassen Wasser
½ Tasse Rosinen
½ Liter Fruchtsaft
1 El Agar-Agar
1 Prise Salz
2 Äpfel
4 El Nußmus
1 Tl Vanille
4 El Nüsse, fein gehackt

Reis und Wasser im Dampftopf schnell zum Kochen bringen. Salz hinzugeben, Dampftopf verschließen und bei kleiner Hitze etwa 45 Minuten kochen. Rosinen im Fruchtsaft auf kleiner Hitze kochen, nach 4–5 Minuten Agar-Agar hinzugeben, weitere 5 Minuten kochen. Grob geriebene Äpfel unterrühren, nach 3–4 Minuten vom Herd nehmen. Nußmus, Vanille und Nüsse unter den warmen Reis mischen, in eine kalt ausgespülte Form füllen und gut auskühlen lassen. Vor dem Servieren stürzen. Mit warmer Fruchtsauce servieren (→ Kirschsauce Seite 91).

Trockenfruchtkompott

1 Tasse getrocknete Aprikosen
½ Tasse Backpflaumen
½ Tasse getrocknete Apfelringe
eventuell zum Würzen: Zimt und geriebene Orange
2 Tassen Apfelsaft
1 Prise Salz
3 El Pfeilwurzelmehl

Obst über Nacht im Apfelsaft einweichen. Die Mischung aufkochen, Salz hinzugeben. In kaltem Wasser aufgelöstes Pfeilwurzelmehl mit dem Schneebesen schnell und gleichmäßig einrühren. Zum Schluß je nach Geschmack mit Zimt und geriebener Orangenschale abschmecken.

Zitronencreme

1 Tasse Apfelsaft
1 Tasse Wasser
1 Tasse Zitronensaft
4 El Agar-Agar-Flocken
¼–½ Tasse Reismalz
3–4 El Pfeilwurzelmehl
1 Prise Salz
1 ½ El geriebene Zitronenschale
1 El Mandelmus

Apfelsaft, Wasser und Zitronensaft in einem Topf erhitzen, Agar-Agar, Malz und Salz dazugeben und aufkochen lassen. Nach 4–5minütigem Kochen in kaltem Wasser aufgelöstes Pfeilwurzelmehl mit dem Schneebesen einrühren. Alles auf ein Blech gießen und zum Abkühlen an einen kühlen Ort stellen. Wenn die Mischung steif ist, pürieren und mit Zitronenschale und Mandelmus abschmecken.
Schmeckt wunderbar nach Fischgerichten und im Sommer – gefroren – als Eis.

Kuchen

Kürbiskuchen

Teig:
1 Tasse Weizenmehl
1 Prise Salz
⅓ Tasse Öl
¼ Tasse kaltes Wasser

Füllung:
4 Tassen süße Kürbisstücke
2 Tassen Wasser
1 Prise Salz
1 ½ El Agar-Agar-Flocken
2 El Reismalz
1 El Nußmus
2–3 El Zitronensaft
1 Tl Vanille
⅓ Tasse Rosinen

Mehl, Salz, Öl und kaltes Wasser zu einem Teig verarbeiten und 20 Minuten in den Kühlschrank stellen. Backofen auf 250 °C vorheizen, Kürbisstücke mit 1 Tasse Wasser, Salz und Agar-Agar-Flocken weichkochen. Rosinen mit 1 Tasse Wasser ca. 10 Minuten weich kochen. Reismalz, Nußmus, Zitronensaft und Vanille zum Kürbis mischen und alles pürieren. Gekochte Rosinen und Rosinenwasser hinzugeben. Teig ausrollen, in eine geölte Form geben und ca. 15 Minuten backen lassen, bis er knusprig ist. Die Kürbismasse in die Backform füllen und abkühlen lassen. Mit gerösteten Nüssen dekorieren.

Einfacher Kuchenteig (Mürbteig-Grundrezept)

1 Tasse Weizenmehl Typ 1050
1 Prise Salz
¼ Tasse Maiskeimöl
etwa ¼ Tasse eiskaltes Wasser

Zutaten in eine Schüssel geben und mit einer Gabel durchheben. Nicht kneten, sonst wird der Teig schwerer verdaulich. 15 Minuten ins Gefrierfach legen, dann dünn ausrollen, in eine geölte Backform legen, Rand festdrücken, Überhängendes entfernen und mit der Gabel kleine Luftlöcher stechen. Bei 200 °C im vorgewärmten Ofen etwa 5–10 Minuten backen, bis der Boden golden ist. Belag darübergießen und erkalten lassen.

Erdbeerkuchen (Belag)

½ Tasse Apfelsaft
1 El Agar-Agar-Flocken
1 Prise Salz
1 Tl Pfeilwurzelmehl
2 El Reismalz
1 Tasse Erdbeeren, frisch oder tiefgefroren

Apfelsaft mit Agar-Agar, Salz und Reismalz 5 Minuten kochen. Erdbeeren hineingeben, in kaltem Wasser aufgelöstes Pfeilwurzelmehl unterrühren und etwa 5 Minuten mitkochen. Auf den vorgebackenen Tortenboden (→Mürbteig-Grundrezept) füllen und abkühlen lassen.

Variationen: statt Erdbeeren kann man auch Heidelbeeren oder Himbeeren nehmen. Dazu reicht man Mandelsahne oder Tofusahne (→ Seite 115).

Pfirsich-Kirsch-Kuchen (Belag)

1 Tasse Pfirsichstücke
1 Tasse entsteinte Kirschen
1 Tasse Apfelsaft
1/2 El Agar-Agar-Flocken
1 Prise Salz
2 El Reismalz

Apfelsaft, Agar-Agar, Salz und Reismalz 5 Minuten kochen lassen. Früchte dazugeben, in kaltem Wasser aufgelöstes Pfeilwurzelmehl dazurühren und 2 Minuten kochen. Auf den vorgebackenen Tortenboden (→ Mürbteig-Grundrezept, Seite 110) füllen und abkühlen lassen.

Erdbeer-Rhabarber-Kuchen

Kuchenteig nach Mürbteig-Grundrezept
1 Tasse Rhabarber
1 Tasse Erdbeeren
1/2 Tasse Apfelsaft
1 Prise Salz
2 El Reismalz
1 El Agar-Agar-Flocken
1 Tl Pfeilwurzelmehl

Kuchenteig dünn ausrollen und auf ein Backblech legen, Teig mit einer Gabel in regelmäßigen Abständen einstechen, bei 200 °C backen, bis er knusprig und golden ist. Apfelsaft, Agar-Agar, Malz und Salz 5–6 Minuten kochen, dann Erdbeeren, Rhabarber hineingeben, in kaltem Wasser aufgelöstes Pfeilwurzelmehl rasch einrühren, 2 Minuten weiterkochen. Füllung auf dem gebackenen Teig verteilen, mit Tofu-Sahne servieren.

Apfelkuchen (Mürbteig)

Mürbeteig nach Grundrezept
(→ Seite 110)

Füllung:
2 1/2 Tassen geriebene Äpfel
1 1/2 Tassen Apfelspalten
1/2 Tasse Rosinen
2 El Nußmus

Guß:
1 Tasse Apfelsaft
1 Prise Salz
1 Prise Zimt
1 El Pfeilwurzelmehl

Mürbeteig nach Grundrezept zubereiten. Inzwischen Äpfel waschen, einen Teil reiben, andere in Spalten schneiden. Geriebene Äpfel mit Nußmus und Rosinen mischen und die Backform halb füllen. Dann Spalten in einem Muster auflegen und backen, bis die Apfelspalten weich sind (ca. 10 Minuten bei 250 °C). Kuchen aus dem Ofen nehmen, Apfelsaft mit Zimt und Salz kochen, mit in kaltem Wasser aufgelöstem Pfeilwurzelmehl andicken und diese dicke Sauce abschließend über den Kuchen gießen.

Amasakekuchen

2 Tassen Amasake
1/2 Tasse Mandelmus
1/2 Tasse Reismalz
1 Tasse Reismehl
1/2 Tasse Rosinen
2–2 1/2 Tl Backpulver
2 Tl Vanille
2 Tl Nelkenpulver
2 Tl geriebene Zitronenschale
1/2–1 Tl Miso oder 1 Prise Salz
2 Tl Zimt

Amasake, Mandelmus und Malz zusammenmischen, Reismehl mit Backpulver vermischen, dann alle Zutaten zusammenmischen, die entstehende Teigmischung gut durchkneten und auf ein geöltes Backblech geben. Kuchen 1/2 Stunde bei 190–200 °C backen, dann noch etwa 1 Stunde mit Alufolie abgedeckt bei 120 °C weiterbacken.

Weihnachtsleckereien

Pfefferkuchen

1/2 Tasse Maisöl
1 Tasse Reismalz
1/3 Tasse Sojamilch
6 El Pfefferkuchengewürz
3/4 El Backpulver
2 Tassen Weizenmehl Typ 1050
1/2 Tasse Weizenmehl Typ 1050

2 Tassen Mehl und die anderen trockenen Zutaten mischen und dann Öl, erwärmten Malz und Sojamilch hinzugeben, alles gut durchkneten und Teig über Nacht ins Tiefkühlfach stellen. Morgens aus dem Tiefkühlfach nehmen und in den Kühlschrank stellen (so taut der Teig nicht völlig auf).

Mit dem kleineren Teil Weizenmehl die Arbeitsplatte bestreuen, den Teig 2–4 mm dünn ausrollen, Figuren und Formen ausstechen, auf ein Backblech legen und 10–15 Minuten in einem auf 170 °C vorgeheizten Ofen backen. Beim Backen gut aufpassen, daß die Pfefferkuchen nicht anbrennen. Knusprige Pfefferkuchen und Glühwein sind genau das Richtige für eine schöne Weihnachtsstimmung.

Alvas Kokoskekse

2–3 Eier
1 1/2 Tassen Kokosflocken
ca. 40 ganze Haselnüsse
1 Tasse Reismalz
1 Tasse Haselnüsse (gehackt)

Reismalz aufwärmen und mit den Eiern vermischen. Gehackte Haselnüsse und Kokosflocken hinzufügen, alles gut durchrühren, 5 Minuten stehen lassen. Dann mit feuchten Händen kleine Plätzchen formen, mit je einer Haselnuß dekorieren und bei 175 °C ca. 10 Minuten, oder bis sie golden sind, backen.

Finnische Weihnachtssterne

Teig:
Mürbteig-Grundrezept

Backpflaumenmus:
200 g Backpflaumen
1 1/2 Tassen Wasser

Kuchenteig nach Rezept zubereiten. Backpflaumen im Wasser 2–3 Minuten kochen und dann pürieren. Danach Teig dünn ausrollen und ca. 10–12 cm große Quadrate schneiden. In die Mitte der Quadrate je einen Klecks Backpflaumenmus geben. Dann folgendermaßen schneiden und legen:

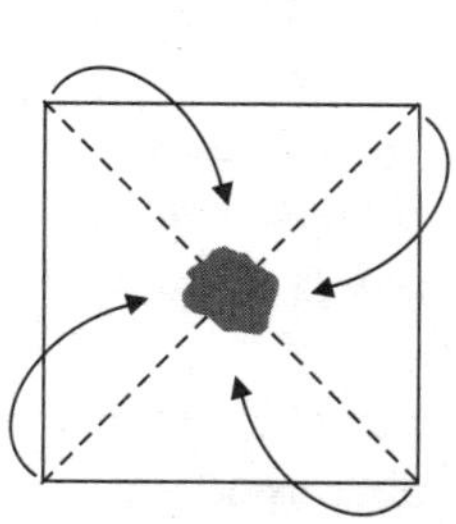

Bis zum Ansatz umfalten, so daß die Spitzen ein kleines Dach über dem Pflaumenklecks bilden. Die Sterne auf einem geölten Backblech bei 200 °C ca. 5 Minuten, oder bis sie golden sind, backen. Beim Falten nicht aufgeben; Übung macht den Meister!

Der Reis mit der Weihnachtsmandel

3 Tassen gekochter Reis
1 Tasse weicher Tofu
1 Tasse Mandeln
½ Tasse Mandelmus
4 El Reismalz
2 El Agar-Agar
1 Tl Vanille
1 ½ Tassen Wasser

10 Mandeln zur Seite legen, die anderen enthäuten und kleinschneiden, danach rösten, bis sie goldfarben sind. Wasser, Salz, Agar-Agar und Reismalz 10 Minuten kochen. Tofu krümeln und mit dem Mandelmus zur Masse geben. Dann mit Vanille pürieren. Abkühlen lassen, wieder schlagen und mit dem Reis und den gerösteten gehackten Mandeln mischen.
1 ganze Mandel untermischen. Die Person, die die Mandel in ihrem Stück findet, bekommt nach traditioneller skandinavischer Weihnachtssitte ein Geschenk.

Süße Saucen

Warme Mandelsauce

½ Tasse Mandelmus
⅓ Tl Reismalz
2–3 El Pfeilwurzelmehl
1 Tasse Sojamilch oder Wasser
1 Prise Salz
Vanille zum Abschmecken

Sojamilch, Malz und Salz zum Kochen bringen und mit in kaltem Wasser aufgelöstem Pfeilwurzelmehl andicken. Dann Mandelmus einrühren und mit Vanille abschmecken.

Warme Sahnesauce

1 Tasse Sojamilch
¼ Tasse Reismalz
Vanille zum Abschmecken
¾ Tasse Sojasahne
2–3 El Pfeilwurzelmehl
1 Prise Salz

Sojamilch, Sojasahne, Salz und Malz aufkochen, in kaltem Wasser aufgelöstes Pfeilwurzelmehl einrühren, mit Vanille abschmecken.

Tofusahne

300 g Seidentofu
¼ Tasse Reismalz
Vanille nach Geschmack
½ Tasse Sojamilch
¼ Tasse Mandelmus

Alles in einen Mixer geben und mixen. Malz und Mandelmus hinzufügen, mit Vanille abschmecken.

Bananensauce

1 reife Banane
¼ Tasse Reismalz
1 Tasse Sojasahne
¼ Tasse Mandelmus

Banane und Sojasahne mixen, Malz und Mandelmus nach eigenem Geschmack hinzugeben.

Bananen-Eier-Creme

1 reife Banane
1 Ei
Vanille zum Abschmecken
1 Tasse Sojasahne
¼ Tasse Reismalz

Banane, Ei, Sojasahne und Malz mixen und mit Vanille abschmecken.

Zutaten, die Sie vielleicht noch nicht kennen

Die meisten der im folgenden genannten Zutaten erhalten Sie im Naturkostladen oder im Reformhaus. Einige davon können Sie über makrobiotische Versandhändler bestellen (Adressen → Seite 120).

Agar-Agar: eine farblose Alge, die als Geliermittel verwendet wird. Sie wird meistens für Nachspeisen und Gemüse- oder Fischaspik verwendet.

Algenpulver: wird zum Würzen über Suppen und Eintöpfe gestreut. Man kann es selbst aus gestoßenen und gerösteten Nori-Algen herstellen.

Amasake: ein sehr süßes Produkt aus fermentiertem Reis. In Gläsern abgepackt erhältlich. Am besten schmeckt es, wenn man es selbst mit Hilfe von Koji-Ferment zubereitet (Anleitung in: Karen und Steve Acuff: Das makrobiotische Gesundheitsbuch → Literaturliste, S. 121).

Arame: Diese Algenart wird nach der Ernte in Streifen geschnitten und mehrere Stunden in der Brühe einer anderen Algensorte (Hijiki) gekocht, damit sie eine schwarze Farbe annimmt. Dieses Vorkochen verleiht der Arame ihren typischen milden Geschmack und macht sie sehr vielfältig einsetzbar. Wird mit Öl und Shoyu als Beilage zubereitet.

Azuki: eine Bohnenart.

Bancha-Tee: ein Tee aus den Blättern des japanischen Teestrauches. Enthält fast kein Koffein. Die Blätter leicht in der Pfanne rösten, bis sie ein süßes Aroma bekommen, dann 5 Minuten in aufgekochtem Wasser ziehen lassen. Wird vor allem nach dem Essen getrunken und hat eine positive Wirkung auf die Verdauung.

Basilikumpaste: gibt es im Naturkostladen und in vielen Supermärkten als Zutat für Nudelsaucen.

Buchweizennudeln: eine japanische sehr schmackhafte Spezialität, erhältlich über den makrobiotischen Versandhandel.

Bulgur: vorgekochter grober Weizengrieß.

Cous-Cous: vorgekochter feinerer Weizengrieß.

Dulse: Diese Rotalge wird traditionell auch in Europa als Nahrungsmittel verwendet. Sie ist sehr mild im Geschmack und von allen Algen am fettreichsten.

Fu-Ringe: getrocknete Weizeneiweißringe aus Japan. Fu wird vor dem Gebrauch eingeweicht und dann fritiert, gebraten oder in Suppen oder Eintöpfen mitgekocht.

Hiziki (andere Bezeichnung: Hijiki): Diese Alge hat einen sehr kräftigen Geschmack und wird in Japan als Königin der Algen bezeichnet. Hiziki wird nach der Ernte gekocht und dann in der Sonne getrocknet. Der Calciumgehalt dieser Alge ist zwölfmal höher als der von Kuhmilch. Wird mit Öl und Shoyu als Beilage zubereitet.
Klettenwurzel: ein stärkendes Gemüse, das man im Herbst selbst ausgraben oder im makrobiotischen Versandhandel bestellen kann.
Kombu: eine Alge, die sich besonders gut für Bohnengerichte eignet. Mit einem Stück Kombu eingeweicht und gekocht sind Bohnen und andere Hülsenfrüchte leichter verdaulich und reichhaltiger an Mineralstoffen. Die Kombu-Alge verstärkt das natürliche Aroma der Gerichte, in denen sie mitgekocht wird.
Kukicha-Tee: ein Tee aus den Zweigen des gleichen Teestrauches, aus dem auch Bancha-Tee hergestellt wird. Kukicha enthält kein Koffein. Die Zweige werden circa 5 Minuten in Wasser gekocht und bleiben auch danach im Wasser. Wenn man das nächste Mal Tee zubereiten will, gibt man einfach ein paar neue Zweige hinzu und kocht die alten Zweige nochmals mit. Wird wie Bancha gern nach dem Essen getrunken. Enthält Mineralien, Calcium, Vitamin A und Vitamin C.
Malz (Reismalz, Gerstenmalz, Maismalz): ein Süßungsmittel, das aus Getreide gewonnen wird. Es enthält mehr Polysaccharide als Zucker und Honig und wirkt deshalb ausgeglichener auf den Körper.
Meersalz: Für die Vitalkostküche ist Meersalz zu bevorzugen, weil es neben Kochsalz viele Mineralstoffe und Spurenelemente enthält. Zum Kochen ist am besten das helle Meersalz geeignet. Das graue grobkörnige ist zum Kochen ungeeignet, da es zuviel Magnesiumsalze enthält. Salz sollte niemals nachträglich über das fertige Essen gestreut werden, sondern während des Kochens beigegeben werden.
Miso: Miso ist eine salzige fermentierte Sojapaste, die Enzyme, Bakterien, verschiedene Mineralien und Aminosäuren (vollwertige Proteine) enthält. Die Misosorte mit dem intensivsten Geschmack wird aus Sojabohnen und Meersalz hergestellt. Außerdem gibt es auch mildere Sorten mit Gerste oder Reis sowie den besonders milden weißen Miso – der wegen seines süßen Geschmacks gut für Dressings und Saucen geeignet ist. Unpasteurisierter Miso sollte nicht mitgekocht werden, weil sonst die Bakterien und Enzyme zerstört werden. Miso wird in Misosuppen und zum Würzen von Gemüsegerichten, Saucen und Eintöpfen verwendet. Er enthält Vitamin B12, wirkt basisch und ist gut für die Darmflora.

Nori: eine Rotalge, die nach der Ernte gemahlen und zu dünnen Platten getrocknet wird. Die Platten werden meist geröstet und zur Garnierung von Suppen und Nudelgerichten oder zur Herstellung von Nori-Rollen verwendet. Nori ist sehr reich an Eiweiß und Vitamin A.
Pfeilwurzelmehl: gut zum Andicken von Saucen und Suppen geeignet. Wird in kaltem Wasser aufgelöst und dann unter ständigem Rühren in die kochende Flüssigkeit gegossen.
Reisessig: japanische Kochzutat.
Reiskekse (Reiswaffeln): leichte Waffeln, die mit vegetarischen Brotaufstrichen sehr lecker schmecken. Erhältlich u.a. in Naturkostläden und Reformhäusern.
Sake: japanischer Reiswein.
Seidentofu: ein feiner cremiger Tofu, der besonders für Süßspeisen geeignet ist. Erhältlich in manchen großen Supermärkten und Kaufhäusern.
Seitan: ein anfangs geschmackloses Eiweiß, das aus Weizen gewonnen wird (Weizengluten). Damit es einen angenehmen Geschmack bekommt, kocht man es in einer Mischung aus Wasser, Shoyu, Miso, süßen Gemüsen, Kombu, Knoblauch oder Ingwer. Seitan läßt sich wunderbar in Eintöpfen oder als Kotelett verwenden.
Sesam: Sesamsaat eignet sich geröstet gut zum Bestreuen von Suppen und Eintöpfen.
Shiitake: japanischer Speisepilz, getrocknet in Naturkostläden erhältlich, gelegentlich auch frisch zu finden.
Shiro-Miso: weißer Miso.
Shoyu: Sojasauce, ein fermentiertes Sojabohnenprodukt, das ähnlich wie Miso zum Würzen verwendet wird. Besonders gut geeignet zum Würzen von Algen.
Sojamilch: aus Sojabohnen hergestelltes milchähnliches Getränk. Besonders schmackhaft: die Sojamilch der Firma Bruno Fischer, die über Naturkostläden in Pfandflaschen vertrieben wird.
Sojasahne: aus Sojabohnen zubereitetes sahneähnliches Produkt. In vielen europäischen Ländern, aber in Deutschland zur Zeit noch nicht erhältlich. Die Markteinführung steht jedoch kurz bevor. Falls Sie keine Sojasahne bekommen können, verwenden Sie in den Rezepten statt dessen Sojamilch.
Sushimatte: eine flexible Matte aus mit Fäden verbundenen Holzstäben, mit deren Hilfe man Nori-Rollen herstellt. Erhältlich in Spezialgeschäften für asiatische Küche oder im makrobiotischen Versandhandel.

Tahin: Sesammus – erhältlich im Naturkosthandel.
Tamari: Sojasauce, salziger als Shoyu.
Tempeh: ein fermentiertes Sojabohnenprodukt, das ursprüglich aus Indonesien kommt. Sein Geschmack kann mit Käse verglichen werden. Am besten schmeckt Tempeh fritiert mit Dip oder in Eintöpfen.
Tofu: ein geschmacksneutraler, weißer, frischer Sojabohnenkäse. Tofu nimmt den Geschmack von Gemüsen und Gewürzen leicht auf und läßt sich hervorragend in Suppen, Eintöpfen, gebraten, fritiert, zum Überbacken von Aufläufen, als Mayonnaise oder für Dessertsaucen verwenden.
Umeboshi-Pflaumen: sauer-salzig eingelegte japanische Pflaumen. Hilfreich bei Verdauungsproblemen und auch gegen Erkältungen; werden als Würzmittel verwendet; sehr salzig.
Ume(boshi)-Paste: Paste aus pürierten Umeboshi-Pflaumen. Sie hat einen sehr starken Geschmack und wird für Suppen, Eintöpfe, Saucen, Dressings und Pickles benutzt.
Wakame: diese dunkelgrüne Alge enthält besonders viel Selen, ein wichtiges Spurenelement, das sonst praktisch nur in tierischen Produkten vorkommt. Wird in Suppen, Gemüsegerichten und Salaten benutzt, schmeckt auch gut zusammen mit gebratenen Zwiebeln.

Nützliche Adressen

Hefefreie Vitamin- und Mineralpräparate: LF-Naturprodukte, Treenering 105, 24852 Eggebek.

Kochschule Makrobiotik und Vitalkost: Björklykan, S-52397 Ulricehamn, Schweden (Kurse in deutscher Sprache).

Megafood-Vitamin- und Mineralpräparate: LF-Naturprodukte, Treenering 105, 24852 Eggebek.

Nahrungsmittel und Kochutensilien für die Vitalkostküche:
Was Ihr Naturkostladen nicht auf Lager hat, können Sie bei dem folgenden Versandhandel bestellen:
Funlife Versand, Klaus-Dieter Huber, Frankfurter Landstr. 78, 61440 Oberursel, Tel. 06171-55119.

Vermittlung von makrobiotisch geschulten Vitalkostköchen für den deutschsprachigen Raum und Skandinavien:
Björklykan, S-52397 Ulricehamn, Schweden.

Literaturhinweise

ACUFF, KAREN und STEVE: Das makrobiotische Gesundheitsbuch. Goldmann Verlag, München 1989

FINCK, HANS: Freundliche Bakterien – die lebenden Pillen. Neue Wege einer sanften Therapie durch Symbioselenkung. 2. Aufl. Ehrenwirth Verlag, München 1993

HUSEL, MONIKA; KNAUS, GERNOT; FINCK, HANS: Natürlich heilen – Umweltmedizin heute. Die erfolgreichsten Therapien der Welt. Ehrenwirth Verlag, München 1993

MARKUS, HAROLD; FINCK, HANS: Ich fühle mich krank und weiß nicht warum – Candida albicans, die maskierte Krankheit. 12. Aufl. Ehrenwirth Verlag, München 1994

MARKUS, HAROLD; FINCK, HANS: Warum fühle ich mich ständig krank? Das Schimmelpilzproblem. 3. Aufl. Ehrenwirth Verlag, München 1994

Alphabetisches Verzeichnis der Rezepte

Maximilian Alexander
Kinderkrankheiten sanft behandeln
Ein naturmedizinisches Handbuch für Eltern. 88 Seiten mit Abb. Pbck.
ISBN 3-431-03046-7.

Nadja Brandstätter/Helga Kalmár/Markus Metka
Wechseljahre
Neue Chancen für die Frau.
176 Seiten. Pbck. ISBN 3-431-03264-8.

Aggy und Frank Burczyk
Kosmetiklexikon
Nutzen und Risiken kosmetischer Grund- und Inhaltsstoffe.
2. Aufl. 176 Seiten. Pbck.
ISBN 3-431-03062-9.

Dr. Sandra Cabot
Die Frau – Das große Gesundheitsbuch
Beratung, Vorsorge, Therapie.
400 Seiten mit zahlr. Abbildungen.
ISBN 3-431-03309-1.

Angela Kilmartin
Blasenentzündung
Zystitis, Urethritis
Anleitungen zur Selbsthilfe.
4. Auflage. 168 Seiten mit zahlr. Abb.
Pbck. ISBN 3-431-02444-0.

Susan M. Lark
Die Menopause
Der glückliche Wechsel in einen neuen Lebensabschnitt.
192 Seiten mit zahlr. Abbildungen.
Pbck. ISBN 3-431-03221-4.

Natürlich und sicher
Natürliche Familienplanung.
Ein Leitfaden.
Herausgegeben von der Arbeitsgruppe Natürliche Familienplanung/Malteser-Werke e.V.
9. Auflage, 128 Seiten mit zahlr. Abb.
Pbck. ISBN 3-431-02947-7.

dazu: **NFP Anleitung**
4. Auflage, 104 Seiten DIN A4, Ringheftung. ISBN 3-431-03020-3.

Roger Neuberg
Ich will ein Kind!
Rat und Hilfe bei Unfruchtbarkeit.
240 Seiten, mit zahlreichen Abbildungen. Pbck.
ISBN 3-431-03285-0.

Gisela Preuschoff
Sinfonie der Düfte
Aromatherapie für Frauen.
2. Auflage. 136 Seiten. Pbck.
ISBN 3-431-03310-5.

Susan Quilliam
Befund positiv
Medizinische Fakten, Risiko und Heilungschancen nach der Frühdiagnose des Zervixkarzinoms.
168 Seiten. Pbck. ISBN 3-431-03123-4.

Dr. med. Caroline Shreeve
Die Tage vor den Tagen
Monatsbeschwerden vor den kritischen Tagen und wie man sie los wird.
3. Auflage. 124 Seiten mit Abb. und Tab. Pbck. ISBN 3-431-02681-8.

Dr. Friedrich Schliemann
Frauen-Fragen
Die wichtigsten Fragen an den Frauenarzt verständlich beantwortet.
112 Seiten. Pbck. ISBN 3-431-03335-0.

Dr. med. Ursula Sottong u. a.
Der natürliche Weg
Liebe zwischen den Zeiten – Frauen und Männer im Spannungsfeld von Sexualität und Fruchtbarkeit.
108 Seiten. Pbck. ISBN 3-431-03126-9.

Philip Strax
Selbstkontrolle gegen Brustkrebs
Vorbeugung, Früherkennung, Heilung und was Sie darüber wissen müssen.
120 Seiten. Pbck. ISBN 3-431-03250-8.

Merryl Winstein
Signale der Fruchtbarkeit
Der sichere Weg, fruchtbare und unfruchtbare Tage zu erkennen.
144 Seiten. Pbck. ISBN 3-431-03317-2.

Ratgeber Ehrenwirth